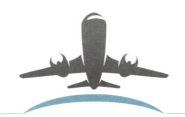

新时代航空服务类系列教材

总主编 陈倩 李俊 谢媛媛

民航客舱
应急救护

王宗华 杨 漾 徐 霞 主编

重庆大学出版社

图书在版编目（CIP）数据

民航客舱应急救护/王宗华，杨漾，徐霞主编. --
重庆:重庆大学出版社，2024.1
新时代航空服务类系列教材
ISBN 978-7-5689-4103-7

Ⅰ.①民⋯　Ⅱ.①王⋯　②杨⋯　③徐⋯　Ⅲ.①航空航
天医学—救护—教材　Ⅳ.①R851.4

中国国家版本馆CIP数据核字（2023）第150824号

民航客舱应急救护
MINHANG KECANG YINGJI JIUHU

主　编　王宗华　杨漾　徐霞
责任编辑：唐启秀　　版式设计：唐启秀
责任校对：关德强　　责任印制：张　策

*

重庆大学出版社出版发行
出版人：陈晓阳
社址：重庆市沙坪坝区大学城西路21号
邮编：401331
电话：（023）88617190　88617185（中小学）
传真：（023）88617186　88617166
网址：http://www.cqup.com.cn
邮箱：fxk@cqup.com.cn（营销中心）
全国新华书店经销
重庆正光印务股份有限公司印刷

*

开本：787mm×1092mm　1/16　印张：17.5　字数：323千
2024年1月第1版　　2024年1月第1次印刷
ISBN 978-7-5689-4103-7　　定价：58.00元

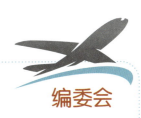

编委会

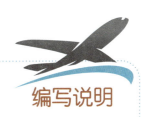

自 20 世纪初莱特兄弟发明飞机以来，民航业在世界范围内以蓬勃之势迅猛发展，民航业已然成为各国沟通联系的重要桥梁。中国，虽晚于民航业发达国家起步，但后发赶超的局面已不可遏制，从民航业基础薄弱的国家成为民航大国，并正在朝民航强国而努力。

突如其来的新冠疫情对世界民航业有着短暂的钳制，但这并不影响民航业的复苏与继续向前，尤其是对正阔步与世界交融的中国民航业而言。随着我国自主研发的 C919 问世并成功实现商业首飞，中国在世界民航业的地位进一步增强，中国民航业必将迎来一个明媚的春天。同时，与之密切相关的空中乘务、机场运行服务与管理、航空服务艺术与管理等专业，未来将有着良好的生存土壤和发展空间。

基于此，为进一步加强新形势下的专业发展，全面提高民航服务人员的综合素质，提升其服务水平，培养适合中国式现代化发展的民航服务人才，重庆大学出版社决定组织编写一套既符合专业特性又有别于现有教材，既有行业可操作性又兼具理论深度的"新"教材。为体现"新"，系列教材做了五个方面的思考。

一是注重课程思政内容。此套教材特别突出课程思政内容，紧扣为党和国家培育人才而编写教材的指导思想。或以鲜活案例呈现，或在教材知识点中体现，以此培育学生爱党、爱国、爱职业的思想，不断植入社会主义核心价值观，着实践行"三全育人"理念。

二是兼顾不同层次，力争符合本专科学生的通用学习。航空服务艺术与管理专业和空中乘务专业在当下是培养目标有交集的专业，即培养机上服务人员的相关能力，只是前者立足本科层次，后者倾向专科层次。由于民航业的特殊性，关于技术操作的部分，本专科学习内容是一致的，且无论本专科，该部分内容皆占主体，因此，本教材对该板块内容实现本专科统一覆盖。同时，体现本专科层次差异的部分，教材以拓展内容的形式体现出本科教学所需的"两性一度"，即高阶性、创新性和挑战度，方便教师指导学生完成。

三是整套教材大致分为两种体例。理论性较强的教材，按传统章节的形式呈现，实践性较强的教材，按任务式或工作手册式呈现。但无论何种体例，每章或每个项目的内容均以问题为导向，配有思维导图，不仅方便教师明确该部分内容的教学目标、重点和难点，更方便学生梳理知识与知识之间、章节与章节之间的逻辑性。

四是教材实践内容和数字化程度占比高。本套教材，凡是涉及实践性较强的课程，要求教材内容实践环节占比近50％，一是与航空服务艺术与管理专业、空中乘务专业的专业特性相符，二是方便使用该教材的教师在日后建设国家一流课程时使用。同时，教材为方便广大师生的使用，顺应时代发展，大力彰显教材的数字化特性，每门应用型课程皆附有相关视频和课件。

五是相关教材体现"1+X"的职业教育理念。无论何种教学层次，对于该专业，首要任务重在实践和运用。为扩大学生的出口，全面提升学生的行业竞争力，本教材遵循"1+X"职业教育理念。凡是相关教学内容有相应职业资格证书匹配的，教材皆进行相应职业资格证书及考试途径的介绍。

为如愿达成上述目标，我们聘请了业界的资深专家做全书规划指导，请讲授航空服务艺术与管理专业以及空中乘务专业的一线老师执笔。这些老师由既有丰富飞行经历又有较高理论水平的人员共同组成，分属于专门的民航院校以及综合院校的航空服务艺术与管理专业、空中乘务专业，尝试解决当下这类教材编者要么理论功底欠缺，要么实践经验不够的问题。几乎每本教材都包含本科、专科的一线教师和相关行业人员，亦构成本套系列教材的一大亮点。

理想难免往往高于现实，由于种种原因，系列教材还存在诸多不足，以待后续不断完善。敬请各位专家同人在日后的使用过程中批评指正！

丛书编者

2023 年 5 月

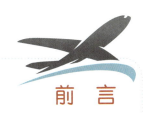

前　言

　　近年来，随着国民经济水平不断提升，乘客的出行需求量大幅增加，我国航空运输产业迎来新一轮发展契机。然而，中国民航乘客运输总量和乘客结构的变化，尤其是老年乘客、婴幼儿乘客的增多，机上紧急医疗事件呈现高发态势。2022 年，中华人民共和国应急管理部印发了《"十四五"应急救援力量建设规划》，对加快实施应急救援航空体系建设方案提出了多项举措。其中，着重强调应提高空勤人员的应急医疗救护技能。

　　为了贯彻该政策，本教材以中华人民共和国交通运输部颁布的《中国民用航空应急管理规定》和《民用航空运输机场航空安全保卫规则》等法规文件为指导，结合民航客舱应急救护的实际需求编写，旨在帮助学生掌握民航客舱救护的基本知识和技能，提高他们在突发事件中的应变能力和自救互救能力，保障旅客生命安全和身体健康。教材内容的编写得到了多家高等医科院校、医疗单位、航司的指导和帮助。编写团队由多位具有丰富经验和专业知识的专家和学者组成，他们在教材编写过程中，充分考虑教学需求和民航专业学生的特点，力求做到内容全面、实用性强、通俗易懂。本教材的使用对象为民航乘务相关专业的学生和从业人员，包括民航客舱救护员、航空安全员、机组人员、客舱服务人员等。

　　本教材以科学性、规范性、系统性、适用性为原则，根据职业教育的培养目标要求，在内容上体现民航相关专业与急救医学本身的特色，同时避免内容晦涩复杂，注重理论联系实际。全书包括急救相关医学基础知识、客舱急救基础知识、心肺复苏、创伤救护与意外伤害处理、客舱常见急症及意外伤害、高原机场救护、客舱传染源和可疑传染病救护、民航空勤人员日常保健和呼吁等项目。在编写过程中，教材注重形态创新，结合专业教学与应用实际，打造以典型案例为载体的项目式、活页式、工作手册式的新形态教材。每个项目包括任务导读、任务活动、任务实施、任务评价与自测题。其中，任务导读主要阐述与本项目相关的理论知识；任务准备、评价、实施均结合项目相关情境，组织学生完成一个或多个实践性任务，根据评价标准给予综合性评分，通过体验真实的客舱场景加深学生对机上救护知识的理解与记忆；教材末附每个项目的自测题，方便学生测试救护知识的掌握情况（自测题及答案见书末二维码）。

教材在编写过程中得到了各有关单位、院校的大力支持，在此谨表达诚挚的感谢。同时，向参考文献中被引内容的相关作者表示感谢与敬意。由于能力有限，教材内容难免出现疏漏与不足之处，恳切希望各位专家、教师和读者在阅读过程中不吝赐教，对我们的工作予以批评指正！我们也会汲取各方力量不断完善修订本教材。

编　者

2023 年 6 月

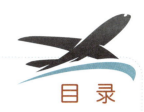

目　录

急救相关医学
基础知识

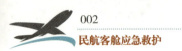

项目导读

　　随着民航事业的快速发展，航空公司对空乘人员的综合素质要求越来越高。尤其是在航班飞行过程中，空中乘务员不仅需要为乘客提供优质服务，当机上乘客发生紧急状况时，还需要提供力所能及的应急医疗处置。

　　本项目旨在帮助空乘人员了解人体的基本构造、复杂的航空环境及其对人体的危害，有助于空乘人员理解在超重、失重、气流冲击、振动、噪声、低压缺氧、高温、低温、辐射等单一或复杂的飞行环境中，人体各器官组织的生理功能反应、适应能力、耐受能力以及对不良环境因素的防护措施等。

学习目标

知识目标

1. 了解人体的基本结构和组织。

2. 了解身体各主要系统的构成和功能。

3. 能够复述航空环境及其对人体的危害。

能力目标

1. 正确实施基本生命体征测量。

2. 正确实施伤病员检伤方法。

素质目标

1. 养成有效沟通、隐私保护的人文素养。

2. 树立高度的责任、团结、合作意识。

思 维 导 图

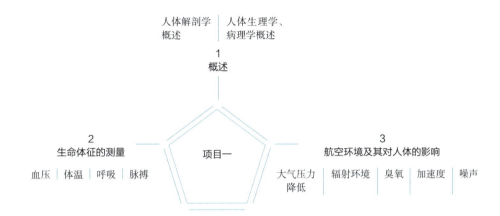

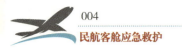

任务一　人体解剖学、生理学、病理学概述

任务导读

结合既往学习经验，回顾人体解剖结构与功能的相关知识，理解伤病发生的原因、伤病对健康和生命的危害，改进救护措施和救护效果，有助于空勤人员在遇到乘客的伤病情况时，能够更好地识别、判断伤病情，选择正确的救护方法。

任务活动 1　了解人体系统

任务准备

1. 全班同学分成若干个小组（7~10 人一组），各小组选拔组长 1 名，并选取团队名称（表 1.1）。

表 1.1　学生分组信息表

班级			组号			指导老师	
组长			学号				
组员	姓名	学号	姓名	学号			

2. 复习人体解剖学、生理学、病理学的相关内容。

3. 熟知人体各个系统的主要结构和功能。

任务实施

> 对心血管、消化、神经、生殖泌尿、呼吸、运动、内分泌系统，各小组选择其中一个，收集该系统的相关资料，以手绘图、简图画、思维导图或课件等形式展示，并请小组代表进行分享（5分钟/组）。

任务评价

请根据以下评价标准对任务完成情况进行评价（表 1.2）。

表 1.2　人体系统工作任务评价表

姓名		学号		分值	自评得分
评价项目		评定标准		分值	自评得分
学习态度		课堂表现良好，积极主动参与		10	
合作能力		小组分工合理、配合默契		20	
自我效能感		大胆提出和别人不同的观点，大胆尝试和表达自己的想法		15	
展示		表现形式新颖，展示要点明确、条理清晰		15	
表达能力		能有条理、清楚地表达一个系统的组成		15	
分析能力		对人体系统的主要构成和功能的要点把握准确		15	
其他		展现方式多种多样		10	
合计				100	
综合评价	小组自评（20%）	小组互评（30%）	教师评价（50%）	综合得分	

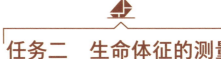

任务二　生命体征的测量

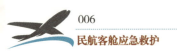 **任务导读**

　　某 PN6309 航班上一名年过六旬的乘客因突发高血压导致昏迷，西部航空机组人员当即采取突发事件应对处理程序，对此乘客进行吸氧等抢救措施。为保证乘客的生命安全，机组决定就近备降兰州机场。在得知此特殊情况后，兰州地面场站医疗急救队在现场等待飞机降落，立即准备救援。经过机上乘务组及地面服务队等工作人员的合理配合，乘客顺利获得救治，最终脱离危险。

情境一

　　该航班于 17 日 6:28 起飞，原计划 11:10 降落在库尔勒机场。航班乘务长张莹介绍，在飞机起飞大约两小时后，她观察到第 4 排一位老年乘客坐立不安，于是立即上前询问情况，问其是否感到不舒服，老人回答并无大碍，其同行的妻子告诉张莹，他患有高血压，早上出发前未吃药。

情境二

　　不久，老人脸色突然发白，昏迷，失去意识。张莹不断呼叫："您能听到我说话吗？"可老人全无反应。张莹立即采取急救措施，使用飞行急救箱对其进行吸氧处理，并广播寻找机上医疗人员，其他乘务员当即向机长汇报此突发情况。

情境三

　　大约 20 分钟后，老人逐渐恢复意识，但神色不佳，出现呕吐状况。为确保老人生命安全及全机乘客出行顺利，机组人员经综合考量后决定就近备降兰州机场，并立即通知兰州地面医疗救助队等待救援。当日 9:20 航班安全降落至兰州机场，飞机刚落地，机场医疗队立即推出担架车，将老人安全转移至附近医院，进行全面检查及治疗，并安排机场工作人员随行跟踪进展。随后，老人病情得到控制，并恢复意识，无其他异常。

生命体征是指维持机体正常活动的指标，包括呼吸、体温、脉搏和血压。健康人体的生命体征在正常值范围内，以维持正常的生理活动。在疾病状态下，生命体征会发生改变，为医生诊断和观察病情提供依据。若乘客出现无呼吸、心脏骤停、大出血、严重创伤、危重急症等危急情况，或危急情况经过现场急救处理得以缓解，或现场有多名乘务员参与急救工作时，乘务员需对乘客生命体征进行测量。

一、脉搏

脉搏是指在每个心动周期中，随着心脏有节律地收缩和舒张，浅表动脉管壁有节奏地、周期性地起伏，触之可感受到搏动。

（一）脉搏的记录方法及正常值

在正常状况下，人体的脉搏与心跳的节律一致，间隔相等，记录时应记为"次/分"。健康成人安静时的脉搏范围为 60~100 次/分，老年人偏慢，女性稍快，儿童较快，小于 3 岁的儿童多在 100 次/分以上。健康成年男性心跳 60~75 次/分，女性 60~80 次/分。经常进行体育锻炼的人，心跳略低于 60 次/分。

（二）异常的脉搏

1. 脉搏增快（心动过速，指速度 ≥ 100 次/分）

（1）生理情况：包括出现情绪激动、紧张、剧烈体力活动（如跑步、爬山、爬楼梯、扛重物等）、气候炎热、饭后、酒后等。

（2）病理情况：出现发热、贫血、心力衰竭、心律失常、休克、甲状腺功能亢进等。发热时脉搏会增快，一般体温每升高 1 ℃，脉搏会增加 10~20 次/分。伤寒患者体温升高，但脉搏并不加快，即所谓的相对缓脉。

2. 脉搏减慢（心动过缓，指速度 ≤ 60 次/分）

多见于心脏病患者、颅内压增高、阻塞性黄疸或甲状腺功能减退等。有些脉搏减慢也属正常情况，常见于体育锻炼者（特别是长跑运动员），主要原因是心脏每搏输出量较大。

3. 脉搏消失（或触之未感受到脉搏）

多见于重度休克、多发性大动脉炎、闭塞性脉管炎、重度昏迷者等。

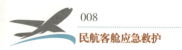
（三）脉搏的测量方法

1. 直接测量

直接测量的测量部位常选用桡动脉搏动处。首先让患者安静休息 5~10 分钟，将左手平放在适当位置，坐卧均可。检查者将右手食指、中指、无名指并齐按在被测量者右手腕段的桡动脉处，压力大小以能感觉到清楚的动脉搏动为宜，数半分钟的脉搏数，再乘以 2，即得 1 分钟脉搏次数。在桡动脉不便测脉搏时，也可触摸另外几处动脉的搏动，颈动脉位于气管与胸锁乳突肌之间，肱动脉位于上臂内侧肱二头肌内侧沟处，股动脉在大腿上端、腹股沟中点稍下方。

2. 间接测量

间接测量即用脉搏描记仪和血压脉搏监护仪等工具进行测量。具体使用方法参考仪器说明书。

二、呼吸

呼吸是指机体与外界环境之间气体交换的过程。

（一）影响因素

正常人在静息状态下，呼吸频率和深度均匀平稳有节律，呼吸频率在每分钟 12~20 次，呼吸率与脉率之比约为 1:4。呼吸的频率和深浅度可随年龄、运动、情绪等因素的变化而发生改变。例如，儿童的呼吸相对于成年人较快；当进行体力劳动或情绪激动时，呼吸频率会增快。此外，呼吸的频率和深浅度还受意识控制。

（二）测量方法

观察患者胸部或腹部起伏次数，一吸一呼为一次，成人、儿童观察 30 秒，所测数字乘以 2 即得。危重患者呼吸微弱不易观察时，用少许棉花置于患者鼻孔前，观察棉花被吹动的次数，1 分钟后计数，计数 1 分钟。

（三）注意事项

（1）要在环境安静、患者情绪稳定时测量呼吸。

（2）在测量呼吸次数的同时，应注意观察患者呼吸的节律和深度的变化。一旦出现呼吸异常，表明病情严重，应尽快广播寻找医生乘客，并报告机长，与地面联系准备抢救事宜，如出现呼吸停止，应立即施行心肺复苏。

（四）呼吸的方式

呼吸分为胸式呼吸和腹式呼吸两种。以胸廓起伏运动为主的呼吸为胸式呼吸，多见于正常女性和年轻人，也可见于腹膜炎患者和一些急腹症患者。以腹部起伏运动为主的呼吸为腹式呼吸，多见于正常男性和儿童，也可见于胸膜炎患者。当人体进行呼吸时，两种呼吸方式均不同程度地同时存在。

（五）异常的呼吸

1. 呼吸频率的改变

呼吸增快（＞20次/分）：①生理因素：情绪激动、剧烈运动、进食、气温增高等。②病理因素：高热、缺氧、肺炎、哮喘、心力衰竭、贫血和甲状腺功能亢进等。一般体温每升高 1 ℃，呼吸频率约增加 4 次/分。

呼吸减慢（＜12次/分）：见于颅内压增高，颅内肿瘤，麻醉剂、镇静剂使用过量，胸膜炎等。

2. 呼吸深度的改变

深而大的呼吸为严重的代谢性酸中毒、糖尿病酮症酸中毒、尿毒症酸中毒；呼吸浅快见于药物使用过量、肺气肿、电解质紊乱等。

3. 呼吸节律的改变（图 1.1）

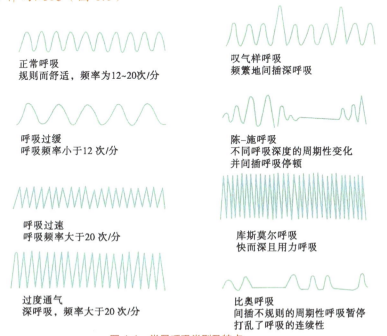

正常呼吸
规则而舒适，频率为12~20次/分

叹气样呼吸
频繁地间插深呼吸

呼吸过缓
呼吸频率小于12 次/分

陈-施呼吸
不同呼吸深度的周期性变化
并间插呼吸停顿

呼吸过速
呼吸频率大于20 次/分

库斯莫尔呼吸
快而深且用力呼吸

过度通气
深呼吸，频率大于20 次/分

比奥呼吸
间插不规则的周期性呼吸暂停
打乱了呼吸的连续性

图 1.1 常见呼吸类型及特点
（引自万学红、卢雪峰主编的《诊断学（第9版）》）

（1）潮式呼吸：又称陈 – 施呼吸，表现为呼吸由浅慢逐渐加快加深，达高潮后又逐渐变浅变慢，之后暂停数秒，又出现上述状态的呼吸，如此周而复始，呼吸呈潮水涨落样。多见于重症脑缺氧、缺血，严重心脏病，尿毒症晚期等患者。

（2）间停呼吸：又称比奥呼吸，表现为有规律地呼吸几次后，突然暂停呼吸，周期长短不同，随后又开始呼吸，如此反复交替。多见于脑炎、脑膜炎、颅内压增高、干性胸膜炎、胸膜恶性肿瘤、肋骨骨折、剧烈疼痛时。

（3）叹气样呼吸：表现为一段正常呼吸节律中插入一次深大呼吸，并常伴有叹息声。见于神经衰弱、精神紧张及忧郁症等患者。

三、体温

体温指机体内部的温度，机体只有在正常体温下才能进行正常生理活动。人的正常体温是比较恒定的，但很多因素会使体温正常调节功能发生障碍而导致体温发生变化。

（一）体温正常值及测量方法

（1）体温正常值：正常人的体温范围在 36.3~37.2 ℃，在 24 小时内略有波动，一般情况下波动范围不超过 1 ℃。

（2）测量体温的方法：应急医疗箱应配备对人体及周围环境无害的非水银式体温计，如电子体温计和非接触式红外线额温计，它们具有读数方便、测量时间短、测量精度高的特点。电子体温计可以测量舌下或腋下温度，将体温计置于温敏部位 1 分钟，当"℃"标记停止闪烁并有蜂鸣提示音时，液晶显示器显示的数字形式的温度读数即为体温。非接触式红外线额温计可以测量额温。

（二）体温的异常

（1）体温升高：37.3~38.0 ℃为低热，38.1~39.0 ℃为中度发热，39.1~41.0 ℃为高热，41.0 ℃以上为超高热。

（2）体温低于正常：见于休克、大出血、慢性消耗性疾病、年老体弱、甲状腺功能低下、重度营养不良、在低温环境中暴露过久等。

四、血压

血压指血管内血液对于单位面积血管壁的侧压力，有动脉血压、毛细血管压和静脉血压之分。

（一）血压的产生

血压由心脏的射血力产生。心室收缩时，血液射入主动脉，主动脉压急剧升高，在收缩期的中期达到最高值，这时的动脉血压值称为收缩压，也称为"高压"。心室舒张时，主动脉压下降，在心舒末期动脉血压的最低值称为舒张压，也称为"低压"。收缩压与舒张压之间的压力差称为脉压差。

正常成人安静时收缩压为 90~130 mmHg，舒张压为 60~85 mmHg，随年龄、体重、性别、昼夜、情绪等其他生理状况而改变。新生儿血压最低，小儿血压比成人低。儿童血压的计算公式为：收缩压 = 80+ 年龄 ×2，舒张压 = 收缩压 ×2/3。中年以前女子血压比男子略低，中年以后差别较小。血压在傍晚较清晨高 5~10 mmHg，紧张、恐惧、愤怒、运动、疼痛时血压增高，但以收缩压为主，舒张压变化不大。在安静时，收缩压大于 140 mmHg ，舒张压大于 90 mmHg，称为高血压。如果收缩压低于 90 mmHg，舒张压低于 60 mmHg，称为低血压。

（二）测量部位及血压计分类

血压的常用测量部位为上肢肘窝肱动脉处，特别情况下也可测量下肢腘窝腘动脉处。常用的血压计有汞柱式血压计、电子血压计，本书主要介绍电子血压计操作步骤。

（三）电子血压计操作步骤

（1）测量前，让受检者休息 15 分钟，以消除劳累或缓解紧张情绪，以免影响血压值。

（2）受检者取坐位或仰卧位，露出上臂，将衣袖卷至肩部，袖口不可太紧，防止影响血流，必要时脱袖，伸直肘部，手掌向上。

（3）受检者必须保证双腿放平，端坐在椅子上，然后将衣袖脱离胳膊，不可将衣袖卷至肱二头肌。

（4）将气囊袋缚于上臂，并将标记处对准肱动脉处，气囊袋的下缘处在肘窝的 2~3 cm 处，袖带松紧度适中，与手臂留有 1~2 cm 缝隙即可。

（5）在检测过程中，受检者要保持安静，不能做任何动作，防止检测结果由于肌肉的运动而造成误差。检测位置要与心脏保持在同一水平线。

（6）测量完毕，将测得的数值记录好，记录方法为分数式，即收缩压 / 舒张压。若口述血压数值时，应先读收缩压，后读舒张压。

（四）注意事项

（1）定期检查血压计。方法：关紧活门充气，若水银不能上升至顶部，则表示水银量不足或漏气，该血压计不得使用。

（2）为了免受血液重力作用的影响，测血压时，心脏、肱动脉和血压计"0"点应在同一水平位上。

（3）需要密切观察测血压的被测量人，尽量做到"四定"，即定时间、定部位、定体液、定血压计，以确保所测结果准确。

（4）当发现血压异常或听不清时，应重测。先将袖带内气体驱尽，汞柱降至"0"点，稍等片刻，再测量。

（5）打气不可过猛、过高，以免水银溢出。水银柱出现气泡时，应及时调节、检修。

（6）为偏瘫患者测血压时，应测量健肢侧，以防患侧血液循环障碍，不能真实地反映血压的动态变化。

任务活动 2　掌握基本生命体征的测量

任务准备

1.准备基本生命体征测量工具若干套，包括急救箱（或托盘）、体温计（额温枪）、血压计（电子血压计）、挂表、听诊器、记录单、笔、棉球（测量呼吸时用）。

2.全班同学分成若干个大组（6~8人一组），各组选拔组长1名（表1.3）。

表 1.3　学生分组信息表

班级		组号		指导老师	
组长		学号			
	姓名	学号	姓名	学号	
组员					

任务实施

每一大组分配一套测量工具，再两两一小组，分别扮演乘务员和乘客，相互实施基本生命体征的测量，并体验注意事项。

任务评价

表1.4　生命体征操作评价表

姓名		学号		分值	自评得分
评价项目	评定标准				
学习态度	课堂表现良好，积极主动参与			10	
合作能力	小组分工合理、配合默契			20	
呼吸的测量	能准确规范地测量呼吸			10	
体温的测量	能准确规范地测量体温			10	
脉搏的测量	能准确规范地测量脉搏			10	
血压的测量	能准确规范地测量血压			10	
工作完整	按时完成任务			15	
模拟完整度	情境设置合理、完整，契合主题			15	
合计				100	
综合评价	小组自评（20%）	小组互评（30%）	教师评价（50%）	综合得分	

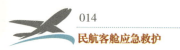

任务三　航空环境及其对人体的影响

任务导读

某 8105 航班在海拔约 8000 m 高空正常飞行时，因飞机机械故障致座舱失密，舱内 100 余名乘客发生急性高空缺氧、高空减压病等症状。

情境一

情况紧急，飞机座舱失密后，机组采取紧急应急措施。飞行高度迅速下降至 3000 m 以下，安抚乘客，给乘客紧急吸氧，即刻返航，迫降于厦门高崎国际机场。

情境二

机场急救中心立即成立抢救小组，及时赶到现场。机上 100 名乘客均受增压舱失密后减压、缺氧的影响。症状明显者 50 名，其中年龄最大者 56 岁，最小者 23 岁；男性 20 名，女性 30 名。乘客中发生不同程度的头昏、头痛、心慌气短、呼吸困难、耳鸣、耳痛、听力下降等症状。

情境三

经抢救小组现场检查：乘客中 11 名耳鼓膜穿孔，13 名血压偏高、心率快，部分乘客轻度机械性擦伤，经吸氧、镇静、降压、1% 麻黄素液滴鼻、抗生素预防感染等治疗措施，病情很快得到缓解。

一、概述

航空环境指飞行机组驾驶航空器在空中活动时的大气环境及飞机座舱内的人工环境。对飞行安全与乘客健康有影响的主要是航空环境的物理因素（如大气压改变、辐射、温度等）和化学因素（如航空毒物、臭氧等），如图 1.2 所示。

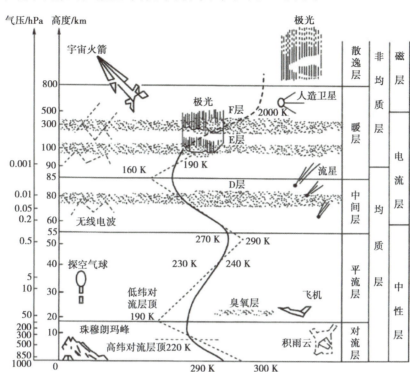

图 1.2 大气层垂直分层
（引自姜世中主编的《气象学与气候学（第 2 版）》）

（一）大气层

包围在地球表面并随地球旋转的空气层称大气层或大气圈。大气层的成分主要有氮气、氧气、氟气以及少量的二氧化碳、稀有气体和水蒸气。大气层能够支持生命，为机体提供氧气。大气层的空气密度随高度变化，高度越高空气越稀薄。依据大气温度随高度变化的规律，大气层可以分为对流层、平流层、中间层、暖层和散逸层五层。目前对民用航空器来说，一般在平流层和对流层上部飞行，其中民航客机常在对流层上端飞行，军用飞机常在平流层飞行。

（二）大气压

作用在单位面积上的大气压力叫作大气压，一个标准大气压为 760 mmHg。空气中的大气压按组成空气成分的气体比例的分压构成。不同飞行高度上的大气压及其氧分压，对飞行安全和人体健康影响不同。

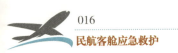

二、大气压力降低对人体的主要影响

现代民航客机大多在高空飞行，大气压随飞行高度的增加而下降，高度增加至5500 m，大气压约降为原来的1/2，高度一旦超过7000 m，人体就会因缺氧感到明显不适，因此，客舱必须增压。如果机体破损或是增压系统出现故障，会导致增压舱失密失压，客舱气压就无法保持。大气压降低对人体产生的高空缺氧、高空肠胃胀气、高空减压病、体液沸腾、快速释压、气压性损伤等影响，既能单独出现，也能几种同时出现，这主要取决于飞行高度及飞机状况。

（一）高空缺氧

高空缺氧又称低压性缺氧，指人体暴露于高空环境时，由于氧气含量少导致的生理功能障碍。高空缺氧对人体的神经、心血管、呼吸、消化等系统均有不同程度的影响，其中对中枢神经的影响尤为明显。大脑皮层对缺氧的敏感度极高，随着高度增加，缺氧加重，高级神经活动障碍越来越明显，最终导致意识丧失。

高空缺氧以爆发性高空缺氧和急性高空缺氧最为多见。

1. 爆发性高空缺氧

爆发性高空缺氧指高空飞行期间发展非常迅速、程度极为严重的高空缺氧，常在增压座舱迅速减压、增压系统失灵、呼吸供氧突然中断等情况下发生。人体突然暴露于稀薄空气中，出现氧的反向弥散（肺泡氧分压迅速降低，形成混合静脉血中的氧向肺泡中弥散），身体代偿功能来不及发挥作用，突然发生意识丧失。如不采取紧急措施，一般人只能坚持十几秒钟到数分钟即丧失意识，最严重时暴露时间超过3~4分钟即可引起急性心力衰竭，脑组织损伤，甚至死亡。

2. 急性高空缺氧

急性高空缺氧指在数分钟到几小时内人体暴露在低气压环境中引起的缺氧，多发生在非增压舱飞机执行高空飞行任务时，通常由舱压降低和供氧不足引起。缺氧症状随高度和暴露时间而异，如头痛头昏、视力模糊、呼吸困难、发绀、心悸、智力障碍、肌肉运动不协调、操纵错误、情绪反常，严重时几分钟即丧失意识。

（二）高空胃肠胀气

气压降低会导致人体出现胃肠胀气。当温度保持一定时，气体的体积随着压力的降低而增大。飞行高度越高，大气压越低，人体胃肠内的气体膨胀就越明显。例如在

5000 m 高度，胃肠内的气体大约膨胀两倍；到达 10000 m 时，可膨胀 4~5 倍。在正常的情况下，人体可以通过胃肠道不断地向外排出膨胀的气体，若胃肠功能不好或气体太多一时难以排出，就会发生胃肠胀气，使胃肠壁扩张，产生腹胀、腹痛等现象；严重时可出现面色苍白、出冷汗、呼吸表浅、脉搏减弱、血压降低等症状。

（三）高空减压病

高空减压病指高空环境气压降低到使人体体液中溶解的气体（以氮气为主）游离出来并形成气泡群导致的症候。增压舱一旦在高空突然失密就可能致使此病发生，其发病阈限高度为 8000 m 以上。当高度超过 8000 m 时，会感到关节、肌肉疼痛，这是由于氮分压下降，肌体内的一部分氮气开始以气泡形式排出，进而压迫肌肉、骨骼、脂肪组织的神经末梢，从而引起疼痛。

（四）体液沸腾

体液沸腾指体液中饱和水蒸气压与环境大气压相等时，体内开始出现的由液态水急剧转化为气态水而使皮肤发生气肿的现象。在海平面大气压为 760 mmHg 时水沸腾的沸点为 100 ℃。当上升至 19000 m 高空时，大气压降到 47 mmHg，水的沸点降为 37 ℃，相当于人的正常体温，这时低压舱内若没有防护措施或在此高度上的飞机增压舱突然失密，则会出现蒸气胸、全身气肿、循环障碍等体液沸腾现象，严重时将会危及生命。

（五）快速释压

快速释压指飞机客舱内的气压与外界大气压在短时间内平衡，客舱内的气压迅速下降。快速释压对人体的主要影响、增压座舱失密的主要状态同爆发性高空缺氧。

（六）气压性损伤

气压性损伤指飞机在升降过程中气压变化所引起的损伤。在航行中，随着飞机上升或降落，座舱内的气压就发生相应的变化，人体含气骨腔内的气体也就随之扩张或缩小。常见的气压性损伤有航空性中耳炎、航空性鼻窦炎和航空性牙痛。

三、辐射环境对人体的影响

除了气压改变，航空环境中天然辐射和人工辐射同样会影响人体的健康，不同辐射的波长不同（图 1.3）。天然辐射主要指宇宙射线辐射和自然界中天然放射性核素发出的射线辐射，当出现相应辐射事件时，飞机应立即下降高度或暂停飞行。人工辐射环境主要是飞机驾驶舱内的雷达设备所发出的微波以及无线电设备所发出的高频电磁波。由于机载雷达和应答机及机上电台本身一般均有良好的屏蔽性且其功率较小，因此不会对机组人员的身体健康造成伤害。

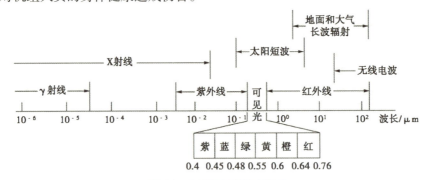

图 1.3　各种辐射的波长范围
（引自姜世中主编的《气象学与气候学（第 2 版）》）

（一）温度变化

在对流层，温度随高度的增加而递减，每上升 100 m，气温平均下降 0.65 ℃，至 11000 m 高度附近，气温降至并恒定在 −56 ℃。这样的低温环境给飞行带来一定的影响，而座舱最适宜的温度应为 15~25 ℃，即使有设备加温，时间长也可使座舱温度不均，后舱温度高于前舱温度 5.5 ℃左右，而且在舱内形成"垂直温差"，出现头凉足热或足凉头热现象。此时热量消耗增大，应补充高蛋白食物以及豆类食物，另外还要预防感冒。

（二）湿度变化

大气中的水汽含量随高度上升而逐渐减少。现在民航系统大部分采用通风式增压舱飞机，利用外界的空气过滤加温加压，却没有加湿的功能。因此在高空飞行过程中，客舱内的空气非常干燥，相对湿度仅 10%~30%（舱内理想湿度为 30%~50%），长时间飞行则会出现口干和眼干现象，应及时补充水分。

四、臭氧对人体的影响

自然界中的臭氧大多分布在距地面 20000~50000 m 的大气中，介于对流层和平流层之间，我们称之为臭氧层。臭氧本身毒性很大，即使浓度很低，一旦吸入也会损伤呼吸道和肺部柔弱的黏膜，人体若暴露在较高浓度的臭氧环境中可出现咳嗽、胸痛、头痛、呕吐的症状，甚至出现肺水肿导致死亡。

五、加速度对人体的作用和影响

随着现代交通工具的速度不断提高，人体经常受到加速度的作用。在身体直立时人体能够忍受（不受伤害）向上的加速度为重力加速度（$g=9.8$ m/s^2）的 18 倍，向下为 13 倍，横向则为 50 倍以上；如果加速度值超过这一数值，会造成皮肉青肿、骨折、器官破裂、脑震荡等。在飞行活动中，飞行人员经常处在加速环境中，所以受加速度影响也就比较明显。人体在座位上能耐受的加速度极限如表 1.5 所示，人体在短时间内受到的加速度作用值和延续时间如表 1.6 所示。

表 1.5 人在座位上能耐受的加速度极限表

运动方向	最大加速度 /（m·s^{-2}）	时间限制 /s
后	45	0.1
前	35	0.1
上	18	0.04
下	10	0.1

表 1.6 人在短时间内受到的加速度作用值和延续时间表

运动工具	运动状态	加速度 /（m·s^{-2}）	持续时间 /s
电梯	快速升级	0.1~0.2	1~5
	舒适极限	0.3	
	紧急降落	2.5	
公共汽车	正常加减速	0.1~0.2	5
	紧急刹车	0.4	2.5
飞机	起飞	0.5	> 10
	弹射起飞	2.5~6	1.5
	坠落（不伤人）	20~100	

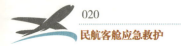

六、噪声对人体的影响

噪声级为 30~40 分贝，是比较安静的正常环境；超过 50 分贝，就会影响睡眠和休息。由于休息不足，疲劳不能消除，正常生理功能会受到一定影响。噪声在 70 分贝以上，就会干扰谈话，造成心烦意乱，精神不集中，影响工作效率，甚至发生事故。长期工作或生活在 90 分贝以上的噪声环境，会严重影响听力并导致其他疾病发生。

任务活动 3　分析航空环境及其对人体的危害

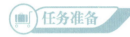

1. 全班同学分成若干个小组（5~6 人一组），各小组选组长 1 名，并选取团队名称（表1.7）。

表 1.7　学生分组信息表

班级		组号		指导老师	
组长		学号			
	姓名	学号	姓名	学号	
组员					

2. 了解什么是航空环境及其对人体的影响。
3. 掌握突发事件发生的应对措施，判断伤员基本状况能力。
4. 小组分工合作，以情境表演的模式，更加深刻地掌握突发事件的应对措施。

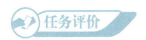

主要从同学们的学习态度、小组合作能力、知识掌握程度等方面进行评价，详细内容见表1.8。

表1.8 航空环境及其对人体的影响工作任务评价表

姓名	学号		分值	自评得分
评价项目	评定标准			
学习态度	课堂表现良好，积极参与讨论与交流		10	
专业素养	展现较强的服务理念和服务意识，养成良好的职业习惯		10	
合作能力	小组成员之间互相配合、有默契		10	
航空环境	分析并阐明航空环境及其对人体的可能影响，观点表达有条理		15	
不适合乘机的伤病员类型	能快速判断并简述不适合乘机的人员类型		15	
要点掌握	知识要点把握准确，解决问题过程清楚，实施有计划		15	
工作完整	按时完成任务		10	
模拟完整度	情境设置合理、完整，契合主题		15	
合计			100	
综合评价	小组自评（20%）	小组互评（30%）	教师评价（50%）	综合得分

客舱急救
基础知识

项目导读

　　飞机已成为民众出行的重要选择，客舱内意外伤害和危重急症（如心脏病发作、哮喘发作、换气过度等）的发生率随之增加。传统的急救观念与救护方式已无法满足飞行途中种种危重急症处置的挑战。传统的急救观念是患者利用交通工具到医院急诊科，由医务人员给予处置。但实际情况是，在航班飞行过程中，客舱内通常没有专业的医务人员，乘务急救员如未掌握相关的客舱急救基础知识，就容易出现"一筹莫展"的局面。另外，某些危重急症情况如得不到及时、正确处置，又可能错过救命的"黄金时间"。因此，乘务急救员掌握必备的客舱急救知识，能最大限度地保障乘客的生命安全，为后续进入医院抢救打下良好的基础。

学习目标

知识目标

1. 了解现代急救的基本概念。
2. 明确乘务急救员的基本任务和道德守则。
3. 掌握环境安全、自我防护等急救原则。

能力目标

1. 做好现场的安全防护。
2. 正确实施现场急救基本程序。
3. 正确上报事件情况及急救设备的使用。

素质目标

　　树立人文关怀的理念。

思 维 导 图

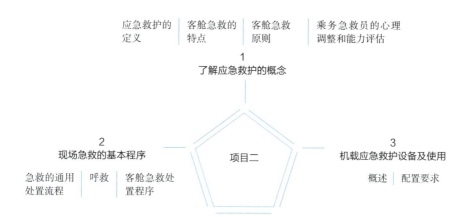

应急救护的　│　客舱急救的　│　客舱急救　│　乘务急救员的心理
定义　　　　│　　特点　　　│　　原则　　│　调整和能力评估

1
了解应急救护的概念

2
现场急救的基本程序

急救的通用　│　呼救　│　客舱急救处
处置流程　　│　　　　│　置程序

项目二

3
机载应急救护设备及使用

概述　│　配置要求

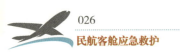

任务一 了解应急救护的概念

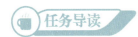

情境一

国内某航班上一名 50 岁的男性乘客，突发心悸、胸闷、伴有呼吸急促、紧张等症状，客舱乘务急救员立即安抚患者，在发现其意识、呼吸均正常的情况下，乘务急救员立即实施心理安抚与支持，待飞机平稳落地后将该乘客交接给地面医务人员进一步实施检查和治疗。经专业医务人员介绍，此乘客因第一次坐飞机，情绪紧张导致诱发"换气过度综合征"。

情境二

某国内成都至乌鲁木齐的执飞航班上，一名 55 岁的女性乘客突发意识丧失、叹息样呼吸，执飞乘务急救员立即把情况上报给乘务长，乘务长立即指挥随机乘务员实施机上心肺复苏术，并由乘务长广播寻找同航班专业医务人员一同开展急救。经过半小时的心肺复苏，乘客逐渐恢复了意识与呼吸。航班落地后交由地面的医务人员进一步实施救治。由于乘务急救员及时有效的机上急救处置，该名乘客入院后的抢救成功率大幅提升，现已痊愈出院。

一、概述

（一）应急救护的定义

应急救护是指在突发伤病或灾害事故的现场，在医务人员到达前，为伤病员提供初步、及时、有效的救护措施。

（二）客舱急救的特点

机舱内"院外急救"是院前急救及院内急救的重要前提（图 2.1）。飞行途中情况复杂多变，往往又缺乏专业医务人员及专业急救器材等，在数分钟内可能危及伤病员的生命。乘务急救员通过掌握客舱急救基础知识，维持伤病员基础生命体征，为后续地面的专业医疗救治争取时间。客舱急救的特点包括现场的、初级的、群众性的、志愿无偿的。

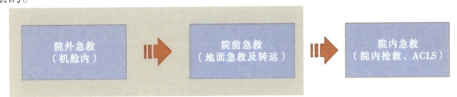

图 2.1　急救流程

（三）客舱急救原则

如图 2.2 所示，客舱急救原则包括保证安全、防止感染、及时合理救护、心理支持和现场协作五个主要部分。

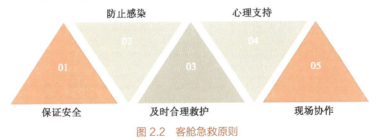

图 2.2　客舱急救原则

1. 保证安全

机舱环境内实施急救情况复杂，存在客舱空间狭小、行李坠落、人员密集等危险因素，可能导致施救者受伤。乘务急救员在实施救护前，首先应考虑环境是否安全，是否有利于急救的开展，是否对施救者或伤病员的生命安全构成威胁。

2. 防止感染

乘务急救员要先做好个人防护及伤病员的保护，对可疑的呼吸道传染病和血液（体液）接触传播的疾病要采取防止感染的措施（图 2.3）。预防接触感染的主要措施如下：

（1）乘务急救员在处理伤病员时，应戴医用（乳胶）手套。

（2）有条件时应戴医用外科口罩。

（3）处理有大量出血的外伤时应佩戴护目镜或防护罩。

（4）在实施人工呼吸抢救时，要使用简易呼吸面罩（单向阀）。

（5）不用裸露的手触及伤口及沾满血液的敷料等。

（6）处理伤口后，要把所有的污染物和废弃物单独放置，统一销毁，以防污染扩散。

（7）处理伤口后要用肥皂、流动水冲洗双手，严格按照七步洗手法反复揉搓至少20秒。

（8）乘务急救员若不慎划破自己的皮肤，或是伤病员的体液溅入眼睛，要立即彻底冲洗局部，落地后应尽快寻求航医的帮助，采取必要的免疫措施。

（9）现场急救时尽量疏散人群，划立安全的急救空间。

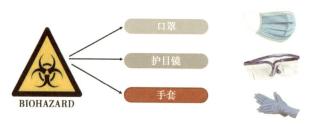

图2.3 常用防护器材

3.及时合理救护

如果现场安全，在落地之前或飞机未停稳时，不宜移动病情较重的伤病员，如果客舱环境存在危险因素，则不可盲目坚持在不安全的环境下救护，应立即划定安全的抢救区域再进一步救护。转运伤病员时应采取适当的搬运方式，不可拖拽，避免造成二次伤害（舱门开启后可用轮椅或担架转运）。伤势或者病情较重的伤病员避免进食、进水，以免在后续的急诊手术麻醉中引起呕吐或造成现场窒息。

4.心理支持

在客舱环境中伤病员由于发生疾病或者意外伤害，常会出现情绪紊乱或过度紧张，如烦躁不安、激动、冷漠，或渴望尽早下飞机等情况。乘务急救员要立即关心伤病员的情绪，采取如下保护措施：

（1）认真倾听伤病员的述说，不要随意打断，可以点头或简单应答表示在听。

（2）用稳重的语气与伤病员说话，让伤病员能听到，但不要大声或带有命令的语气喊叫。可以告诉伤病员"我们机组人员都接受过严格的训练，我们会竭尽全力保障您的安全，请放心"等，让其有安全感。

（3）伤病员由于受到惊吓可能拒绝他人靠近，乘务急救员可以先和伤病员保持一定距离，等其允许后再靠近。

（4）要全程守护和安慰伤病员，直到舱门开启后地面专业医务人员到来。

（5）要告诉伤病员将采取的措施，让伤病员放心。

（6）舱门开启后，可协助伤病员与自己的亲友联系。

（7）整个过程中要看管好伤病员带入客舱的随身财物。

5. 现场协作

（1）乘务急救员为保证安全和实施急救，要尽量取得周围人员或乘务组其他人员的协助支持。同时，乘务急救员应判断乘客的突发病情是否危及生命，并尽快采取必要的处置措施。

（2）判断并处置机上发生的疾病、意外之前，应向患者本人或同行人员了解患者的病史。对于意识不清的患者，如无同行人员，乘务员须在第三者的见证下，寻找患者随身的病历或药品，以利于急救处置。同时，积极寻找机上的专业医务人员提供医疗援助。出现紧急的危及生命的病患，立即上报给机长，尽早与地面取得联系。

（3）乘务长广播客舱内是否有专业的医疗人员，需得到其帮助。

（4）立即取来急救设备（如应急医疗药箱、氧气瓶、除颤仪等）。在得到患病乘客或其陪同者的许可之前，不对其使用口服药物。

（5）维护现场秩序，疏散或引导其他乘客。

（6）乘务急救员必要时帮助控制出血，如压迫止血等。必要时实施心肺复苏，两人分工合作。

（7）乘务急救员密切观察乘客的生命体征，安抚伤病员。

（8）注意保护患者隐私，不要在患者本人或其他乘客面前讨论病情，不让其他乘客围观。

（9）舱门开启后协助伤病员转运。如遇病重或疑似患有传染病的病患下机后，应通知地面检疫机构对客舱实施消毒。

（10）如需请求其他乘客协助，语气要稳重，指令要简短而明确，以使他们镇静并准确执行相应指令。

（11）伤（患）者是否死亡应由机场当局医务人员或具备资格的医疗机构认定。

（12）完成相应的行政步骤和相关文件。

（四）乘务急救员的心理调整和能力评估

1. 急救前的心理准备

1）镇静

当紧急情况发生后，乘务急救员首先需要冷静。乘务员如初次参与急救，常会紧张，心跳、呼吸加快，出汗，不知所措。可以深吸气，或不停地告诉自己"要镇静"，尽量使自己镇静下来。只有保持头脑清醒，才能正确地判断情况，运用所学急救知识对伤病员实施有效救护。

2）自信

非医疗专业的乘务急救员参加过急救培训，认真完成急救课程的全部内容，并考核合格，有助于增强急救的信心。平时与参与过急救的同事交流经验，也有助于增强自己的信心。

3）急救能力的自我评估

对自我保护能力的认识。是否建立安全意识与规章意识；现场可能的危险因素有哪些，是能靠自己的能力排除，还是需要同事的协助；是否能有效地保护自己和伤病员免受伤害。

对急救技能的掌握。已通过训练或考核，明确自己所掌握的急救知识和技能，以及这些技能应用的原则和程序；既往急救他人的经历和经验，以及面对急救现场和伤病员作出何种反应。

对急救条件的认识。随机配备的应急医疗药箱和设备是否可以用于急救，舱内是否能找到替代的急救用品，如止血、包扎、人工呼吸等需要的用品，周围是否能找到可以帮助的人。总之，要明确是否有条件实施急救。

2. 急救后的心理恢复

乘务急救员为急救伤病员付出极大的努力，有的伤病员可能转危为安，有的伤病员可能没有好转甚至死亡，这会给非专业的乘务急救员造成巨大的心理压力，其可能反复回忆现场情形，甚至会纠结是不是自己的失误导致伤病员死亡。乘务急救员在完成施救后，应充分休息，争取与同事和专业心理辅导人员谈谈自己的感受，以减轻和消除在急救过程中产生的心理负担。

任务活动1　乘务急救员给予心理支持

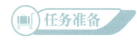 任务准备

1. 全班同学分成若干个小组（5~6 人一组），各小组选拔组长 1 名，并选取团队名称（表 2.1）。

表 2.1　学生分组信息表

班级			组号		指导老师	
组长			学号			
组员	姓名	学号	姓名	学号		

2. 观看飞机客舱内乘务员实施急救的影视片段。

3. 复习急救定义及急救原则等知识。

4. 根据导入情境，小组分角色模拟并扮演，实施客舱乘客心理支持。

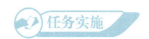

1. 情境角色扮演与演绎。

2. 学生自评互评：对于情境演绎中展示出的优点、缺点进行自我点评和学生互评，就某些有争议的点可互相提问、讨论。

3. 教师答疑。

任务二　现场急救的基本程序

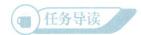

某布鲁塞尔飞往西安的 HU492 航班上，一名乘客突发晕厥，机组成员快速决策紧急备降就近机场，与地面保障单位密切配合立即开展一系列急救措施，乘客得到及时救治，并转至当地医院就医。

情境一

HU492 航班从布鲁塞尔正点起飞。餐饮刚刚结束，客舱内突然响起紧急广播："各位乘客，现在飞机上有位乘客突发疾病，乘客中如有医生或护理人员，请马上与乘务员联系，谢谢！"

该名乘客在从洗手间返回座位的途中晕倒，正在周边清理卫生的乘务员立马上前扶住旅客，并报告给乘务长。乘务长立即将乘客情况通知机长，并启动应急预案，一方面安排协助乘客移至应急出口处平躺，一方面立即通过广播寻找医生。

在听到广播后，一名任职于国际 SOS 救援组织的医生乘客从座位上急忙赶往应急出口处查看情况，迅速组建起临时"救助小组"。

情境二

临时"救助小组"随即对乘客实施医疗救助。医生检查发现其意识模糊、唇甲发紫、面色苍白，吸氧后乘客情况稍微好转。5 分钟后，患病乘客病情突然恶化，事态紧急，医生建议尽快到地面就医。

为了最大限度保障乘客生命健康，机组立即通过卫星电话联系地面汇报机上情况。在获悉紧急情况后，航空公司第一时间组织各单位召开紧急会议并启动公司应急响应程序。最终决定航班立即飞往最近的新西伯利亚托尔马切沃机场备降，尽一切可能保障患病乘客生命安全。随即，机长通知乘务组，乘务组开始准备备降事宜，并广播通知乘客，取得机上乘客的理解和支持。之后飞机平稳降落在新西伯利亚托尔马切沃机场，患病乘客由急救车送往新西伯利亚州医院进行救治。

一、急救的通用处置流程

（一）乘务急救员在现场的基本任务（图 2.4）

（1）确认现场环境安全，并做好自我防护。

（2）迅速判断伤病员的伤病程度。

（3）尽快寻求帮助，启动应急管理系统。

（4）采用正确的方法急救伤病员。

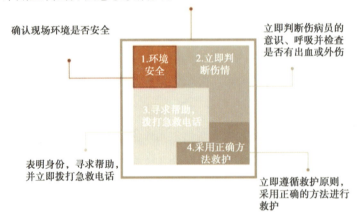

图 2.4　急救的基本流程

（二）现场救护程序

急救时，要在环境安全的条件下，迅速、有序地对伤病员进行检查和采取相应的急救措施（即 D—R—A—B—C—D—E 程序）（图 2.5）。

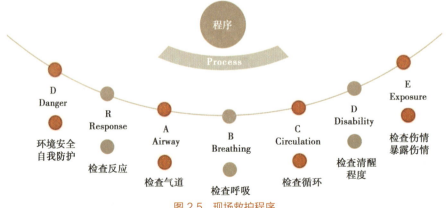

图 2.5　现场救护程序

1. 评估环境

在任何急救现场，特别是在客舱环境中，乘务急救员要冷静地观察周围环境。判断环境是否存在危险，一定要采取安全保护措施（做好自我防护）呼救救援，取得其他同事的协助，并报告乘务长和机长。

2. 检查反应

一旦确认现场环境安全并做好自我防护，应立即检查伤病员情况并采取相应的急救措施，具体如下：

如怀疑伤病员意识不清，乘务急救员用双手轻拍伤病员的双肩，并在伤病员的耳边大声呼唤，观察伤病员的反应。如伤病员没有反应，即可认为意识丧失，要立即呼救；如伤病员有反应，应继续检查伤病情况，采取相应的急救措施，立即把相应情况上报。

3. 检查气道

对没有反应（意识丧失）的伤病员，要保持气道通畅，应采用仰头举颏法打开气道。

4. 检查呼吸

在判断伤病员无意识的情况下，保持伤病员呼吸道畅通，采用"听、看、感觉"的方法，判断伤病员的呼吸状况。"听"是倾听伤病员有无呼吸；"看"是观察伤病员胸腹部有无起伏；"感觉"是用面颊感受气流。检查时间为 10 秒钟（1001，1002，…，1010）。

如发现伤病员无反应、无呼吸（或异常呼吸），即可假定伤病员已出现心搏骤停，应立即实施心肺复苏，有条件者实施电除颤。乘务急救员或乘务长等非专业医务人员不用检查大动脉搏动。

5. 检查循环

如伤病员有呼吸，应继续检查伤病员的伤病情况，注意伤病员血液循环情况，即有无外伤及出血，并采取相应的救护措施，同时将伤病员置于适当体位。

6. 检查清醒程度

在实施急救的过程中，要随时检查伤病员的清醒程度（神经系统有无功能障碍），判断伤病情是否发生变化。清醒程度分为四级。

（1）完全清醒：伤病员眼睛能睁开，能回答问题。

（2）对声音有反应：伤病员不能回答问题，大声问话有反应，能按指令动作。

（3）对疼痛有反应：伤病员对问话没有反应，但对疼痛刺激（如捏、掐皮肤）有动作反应。

（4）完全无反应：伤病员对任何刺激都没有反应。

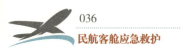

7. 详细检查伤情并暴露伤情

在伤病员情况平稳、现场环境许可的情况下，应充分暴露伤病员受伤部位，并进一步检查和处理。检查头部（眼、耳、鼻、口腔）、颈部、胸部、腹部、上肢、下肢、盆骨、脊柱等，同时询问伤病员发生伤病的过程和病史。检查时，应注意伤病员是否携带药物或医疗卡；检查后，整理伤病员衣裤，避免暴露伤病员的隐私。

二、呼救

发现伤病员伤病严重时，要及时拨打急救电话"120"，也可请周围的人帮助拨打。当拨通急救电话后，要沉着、冷静，注意语速，清楚地回答急救中心接线员的询问，并简短说明以下情况：

（1）伤病员所在的具体地点，最好说明该地点附近的明显标志，以便救护车寻找。

（2）伤病员的年龄、性别、人数。

（3）伤病员发生伤病的时间和主要表现，如胸痛、意识不清、呕血、呕吐不止、呼吸困难等。

（4）可能发生意外伤害的原因，如电击、爆炸、淹溺、中毒、交通事故等。

（5）现场联系人的姓名和电话号码。

（6）要问清救护车到达的大致时间，做好接车准备。

拨通急救电话后，如果不知该说什么，一定要清楚准确地回答接线员的问话，并等接线员告诉可以结束时，再挂断电话。当处于各种危险、紧急状态，需要公安机关帮助时，应立即拨打报警求助电话。

在我国，常用报警电话有三种：110 报警台、119 火警台和 122 交警台，在许多城市这三个报警电话和 120 急救电话已经实现联网。如拨打 110 报告火灾、交通事故时，110 指挥中心能够将电话转接至 119、122 和 120。

三、客舱急救处置程序

（一）严重事故和疾病的处置程序

1. 飞机在地面时的处置程序

（1）及时报告机长，由机长通知地面医疗部门。严重伤害的应在征得乘客同意的情况下，要求救护车送医院治疗。

（2）记录乘客的详细资料，如姓名、国籍、年龄、性别、职业、身份证号码、家庭住址、联系电话等。

（3）乘务组与地面工作人员移交伤病员乘客时，详细记录地面工作人员姓名、部门、电话及伤病员乘客随身行李件数等信息。

（4）寻找乘客中的现场见证人，一般为靠近伤病员乘客的 2~3 名其他乘客，写出见证材料。

2.飞机在空中时的处置程序

（1）在机上广播寻求医务人员的帮助。

（2）立即进行急救，在医务人员未到之前或机上无医务人员时，应按急救箱内所附的"急救指导"或相应指导手册进行急救。

（3）使伤病员乘客尽量舒适。

（4）根据情况决定是否给伤病员乘客吸氧。

（5）记录伤病员乘客详细资料及处置过程，如伤病员乘客身份、发病情况或主要症状（包括处理及效果），落地后是否需要担架或轮椅等搬运工具，是否要救护车或医务人员到场。

（6）及时报告机长并始终与驾驶舱保持联系，在着陆前通知地面有关部门。

（二）轻微事故和疾病的处置程序

（1）在飞机抵达前通知机场关于伤病员乘客的目的地及身体状况。

（2）经机长同意，采用记录和伤病员乘客签名的方法，了解事件经过或伤病员乘客附近的 2~3 位其他乘客的姓名和电话，该病患应提供身份证或其他有效证件。

（3）帮助伤病员乘客采取舒适的体位，并为其提供相应的医疗护理。

（4）根据伤病员乘客的意见决定着陆后是否需要医务方面的处理。

（三）飞行中遇死亡病例的处置程序

（1）乘务急救员没有资格正式宣布旅客的健康状况，参照并按严重事故或疾病的情形完成处置程序。

（2）必须在航班结束后立即电话报告相关单位值班经理，24 小时内由乘务长交出书面报告并递交给客舱服务部业务主管部门，上报公司有关部门，再由公司有关部门及时报告局方。

（3）该报告至少包括以下信息：机组人员姓名，航班号和机号，旅客的姓名、国籍、性别、大致年龄和地址，旅客的座位号，明显死亡的大致时间，至少3位目击者的姓名、地址、电话号码和陈述，处置此事件的医生的姓名和地址。

（4）抵达后，未得到当地有关部门的许可前，不要搬动该乘客。

任务活动 2　实施客舱内急救的通用处置流程

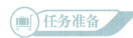

1. 全班同学分成若干个小组（5~6 人一组），各小组选拔组长 1 名，并选取团队名称（表 2.2）。

表 2.2　学生分组信息表

班级		组号		指导老师	
组长		学号			
组员	姓名	学号	姓名	学号	

2. 复习机上急救的相关知识。

3. 查找《运输航空公司、机场疫情防控技术指南（第十版）》《中华人民共和国传染病防治法》《突发公共卫生应急条例》《国家突发公共事件总体应急预案》等相关资料。

4. 小组分工合作，梳理不同情况下的处置流程。

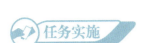

1. 案例展示：将搜集到的案例形成 PPT 文档，由小组代表进行统一展示。

2. 问题讨论：

（1）选取其中一个案例，根据受伤主要类型进行分类，讨论案例中受伤的处置流程。

（2）以小组为单位，根据选取的案例设计情境模拟，重点展示对伤病员的检查程序及伤情判断和处置。

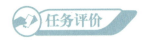

请根据以下评价标准对任务完成情况进行评价（表 2.3）。

表 2.3　客舱内急救的通用处置流程工作任务评价表

姓名	学号			分值	自评得分
评价项目	评定标准				
学习态度	课堂表现良好，积极主动参与			10	
合作能力	体现小组协作、分工合理、配合默契			20	
PPT 汇报	知识准确、要点完备、表达流畅			30	
情境适配度	情境设置合理，契合主题			15	
分析能力	针对案例进行急救的分析准确			10	
解决问题能力	不同急救场景处置流程要点把握准确，解决问题过程清楚，实施有计划			15	
合计				100	
综合评价	小组自评（20%）	小组互评（30%）	教师评价（50%）	综合得分	

任务三　机载应急救护设备及使用

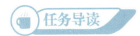

情境一

2022 年某深圳飞往天津的航班，落地前安全检查期间，1 名婴儿乘客手指被座椅扶手夹伤出血。

情境二

乘务急救员立即广播找医生，利用机上急救箱为受伤婴儿进行消毒、包扎、止血处理。机上医生对该婴儿乘客进行检查，认为无大碍，但建议落地后前往医院进一步检查，家属要求地面医疗救护。乘务组将情况报告给机长，并联系地面医疗救护。

情境三

落地后，地面医务人员上机为该婴儿乘客检查，诊断无大碍，但是否骨折需要进一步就医检查。随后，该婴儿乘客家属决定带其下机，自行前往医院就医。

一、概述

按照《大型飞机公共航空运输承运人运行合格审定规则》的相关要求，航空公司应当在其载客飞机上配备下列应急医疗设备：急救箱、应急医疗箱、卫生防疫包。

二、配置要求

（一）急救箱

1.配置要求

每架飞机在载客飞行中所配急救箱的数量不得少于表 2.4 的规定。每只急救箱应当能防尘、防潮，且应尽可能均匀地放置于机上易于取用的位置。每只急救箱至少配备以下医疗用品（表 2.5）。不适于装在急救箱内的手臂夹板和腿部夹板可以存放在距离急救箱较近且易于取用的位置。

表 2.4　客舱内急救箱数量配置要求

旅客座位数 / 个	急救箱数量 / 只
100 以下（含 100）	1
101~200	2
201~300	3
301~400	4
401~500	5
500 以上	6

表 2.5　客舱内急救箱医疗用品配置要求

项目	数量
绷带，3 列（5 cm）、5 列（3 cm）	各 5 卷
敷料（纱布），10 cm × 10 cm	10 块
三角巾（带安全别针）	5 条
胶布，1 cm、2 cm（宽度）	各 1 卷
动脉止血带	1 条
外用烧伤药膏	3 支
手臂夹板	1 副
腿部夹板	1 副
医用剪刀	1 把
医用橡胶手套	2 副
皮肤消毒剂及消毒棉	适量
单向活瓣嘴对嘴复苏面罩	1 个
急救箱手册（含物品清单）	1 本
事件记录本或机上应急事件报告单	1 本（若干页）

2. 使用说明

（1）机上出现外伤或紧急情况时使用。

（2）经过急救操作训练的机组成员、在场的医务人员或经过医疗急救专门训练的人员可打开并使用箱内物品。

（3）使用完后，客舱机组成员完成《事件记录本》或《机上应急事件报告单》填写，并按照要求上报有关部门。

（二）应急医疗箱

（1）每架飞机在载客飞行时应当至少配备一只应急医疗箱。

（2）应急医疗箱应当能够防尘、防潮，其存放位置当避免高温或低温环境。

（3）每只应急医疗箱至少配备以下物品（表2.6）。

表 2.6　客舱内应急医疗箱医疗用品配置要求

项目	数量
血压计	1个
听诊器	1副
口咽气道（三种规格）	各1个
静脉止血带	1根
脐带夹	1个
医用口罩	2个
医用橡胶手套	2副
皮肤消毒剂	适量
消毒棉签（球）	适量
体温计（非水银式）	1支
注射器（2 mL、5 mL）	各2支
0.9% 氯化钠	至少 250 mL
1:1000 肾上腺素单次用量安瓿	2支
盐酸苯海拉明注射液	2支
硝酸甘油片	10片
醋酸基水杨酸（阿司匹林）口服片	30片
应急医疗箱手册（含药品和物品清单）	1本
事件记录本或机上应急事件报告单	1本（若干页）

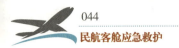
（4）使用说明：

①机上遇有急危重伤病的乘客，广播寻找医务人员，核实该乘客的身份，并提供应急医疗箱，供其使用。

②特殊情况下，机长有权决定打开并使用相关物品。

③使用后，客舱机组成员完成《事件记录本》或《机上应急事件报告单》填写，并按照要求上报有关部门。

（三）卫生防疫包

（1）每架飞机在载客飞行中所配卫生防疫包的数量不得少于每 100 个旅客座位 1 个（100 座以内配 1 个）。

（2）每个卫生防疫包应当能够防尘、防潮，外部要有明显标识，内部要有明确使用方法及要求提示。

（3）每个卫生防疫包应当配备以下物品（表 2.7）。

表 2.7　客舱内卫生防疫包用品配置要求

项目	数量
液体、排泄物消毒凝固剂	100 克
表面清理消毒片	1~3 克
皮肤消毒擦拭纸巾	10 块
医用口罩和眼罩	各 1 个（副）
医用橡胶手套	2 副
防渗透橡胶（塑料）围裙	1 条
大块吸水纸（毛）巾	2 块
便携拾物铲	1 套
生物有害物专用垃圾袋	1 套
物品清单和使用说明书	1 份
事件记录本或机上应急事件报告单	1 本（若干页）

（4）使用说明：

用于飞机座舱内人员产生液体污物的处理，如血液、尿液、呕吐物、分泌物等，客舱乘务员在护理疑似传染病人时的个人防护如下：

①依次穿戴口罩、眼罩、手套、围裙。

②配置消毒液（取一片消毒片放入 250~500 mL 清水）。

③将消毒凝固剂均匀覆盖污物 3~5 分钟，使其凝胶固化。

④将凝胶固化的污物铲入生物有害专用垃圾袋。

⑤用消毒液浸泡过的吸水纸（毛）巾对污物污染区消毒两次，每次 5 分钟，再用清水清洗 2 遍。

⑥脱掉手套、围裙，用擦拭纸巾擦手消毒，再依次脱下眼罩、口罩，最后用擦拭纸巾擦手及可能接触到污染物的部位。

⑦将所有的污染物装入生物有害专用垃圾袋，将袋口封闭并粘贴上已填好的"生物有害垃圾标签"。

⑧将生物有害专用垃圾袋存放于适当的位置，避免丢失、破损或对机上餐食供应品造成污染。

⑨填写《紧急医学事件报告单》。

任务活动 3　分析和应用机械应急救护设备

任务准备

1. 全班同学分成若干个小组（5~6 人一组），各小组选拔组长 1 名，并选取团队名称（表 2.8）。

表 2.8　学生分组信息表

班级		组号		指导老师	
组长		学号			
组员	姓名	学号	姓名	学号	

2. 复习机上急救设备的相关内容。

3. 小组分工合作，将不同情况下处置流程对应急救设备进行梳理。

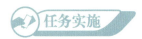

任务实施

1. 案例展示：搜集到的案例形成 PPT 文档，由小组代表进行统一展示。

2. 问题讨论：

（1）选取其中一个案例，根据受伤情况选择相应的急救设备。

（2）以小组为单位，根据选取的案例设计情境模拟，重点展示对急救设备的正确使用。

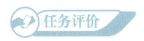

根据以下评价标准对任务完成情况进行评价（表2.9）。

表2.9　机载应急救护设备及使用工作任务评价表

姓名		学号		分值	自评得分
评价项目	评定标准				
学习态度	课堂表现良好，积极主动参与			10	
合作能力	体现小组协作、分工合理、配合默契			20	
PPT 汇报	知识准确、要点完备、表达流畅			30	
情境适配度	情境设置合理，契合主题			15	
实践能力	正确展示设备的使用			10	
其他	展现方式多种多样			15	
合计				100	
综合评价	小组自评（20%）	小组互评（30%）	教师评价（50%）	综合得分	

心肺复苏

项目导读

　　面对发病乘客，在专业医务人员到达现场前，提供必要的、及时的、基本的现场急救，以达到维持生命、控制病情、防止恶化的目的，是每名空乘人员必须具备的能力。在民航飞行过程中，心跳、呼吸骤停是最严重的急症。尤其是在飞机起飞或者降落过程中，大气压的急剧变化会增加心脏负荷，对有心脏基础疾病的人来说，发生心搏骤停的概率显著提升。机上人员发生心搏骤停时，争分夺秒地实施心肺复苏术，尽最大努力为旅客后续就医赢得宝贵时间。

学习目标

知识目标

1. 了解心肺复苏对维持基本生命的意义。

2. 熟悉生存链的概念及各环节内容。

3. 了解民航客舱内实施心肺复苏的特殊性。

能力目标

1. 正确实施心肺复苏术。

2. 正确使用自动体外除颤器。

3. 正确实施成人／儿童／婴幼儿气道异物梗阻的急救方法。

素质目标

培养树立高度的责任感、同情心、团结协作精神。

思维导图

概述 │ 民航客舱心肺
　　　复苏特殊性

1
心肺复苏基础知识

2
徒手心肺复苏和自动体外除颤器操作

项目三

3
气道异物梗阻

操作　│ 心肺复苏注 │ 特殊人群的 │ 自动体外除
步骤　│ 意事项　　 │ 心肺复苏　 │ 颤器（AED）

概述 │ 现场急救方法

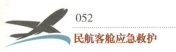

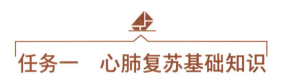

任务一　心肺复苏基础知识

任务导读

某成都至长春的航班飞行途中，机上一名乘客突然昏迷不醒。乘务组和一名医生乘客迅速为患病乘客实施心肺复苏术。

情境一

当日下午 16 时，当班乘务长接到乘务员报告，机上前舱 31 排 J 座乘客身体不适，呼吸困难。启用氧气瓶为乘客吸氧几分钟后，该乘客已无自主呼吸，家属反映已摸不到该乘客脉搏。

情境二

乘务长立即向机长报告，同时广播寻找机上医务人员。乘务组、安保组协助家属将该乘客就近转移到飞机前服务间，并即刻实施心肺复苏。随后，机上一名医生乘客接替乘务长进行心肺复苏，并建议尽快落地救治。在保证飞行安全的前提下，客舱乘务组将毛毯盖在旅客身上，保持体温。

情境三

当班机长了解并通报机上情况，机组决定就近备降北京大兴国际机场，申请最快航路，联系地面提前准备好救护车，为救治乘客争取宝贵时间。患者下机后立即被送往医院。

一、概述

（一）救护新概念

急救医疗服务系统（Emergency medical service system，EMSS）是由院前急救、医

院急诊、重症监护室有机结合而成的一种急诊急救模式，其中任何一个环节被打断或者削弱，都会使有效救治的目标无法达成。

EMSS 基本任务就是使院前医护人员及时到达急危重伤患者的身边，并进行现场评估、给予初步处理或紧急抢救，然后安全地将患者护送到就近医院的急诊室或重症监护室做进一步救治，为抢救伤病员生命、改善预后争取时间。其中，院前急救系统承担预防急症发生、识别心搏骤停、实施现场心肺复苏及其他医疗救护、将患者转送到相应医疗机构的任务。其理论核心"白金十分钟"是指伤病发生后，专业人员不能到达、时效最重要、救治最薄弱的早期 10 分钟左右伤病救治的时效性原则和理论。

为了能使更多心搏骤停患者获救成功，非常有必要让更多非专业人员接受心肺复苏的学习和培训，使之成为应急救护的主力，并使现场非专业人员和专业医务人员能够融合到 EMSS 中。EMSS 的建立使传统的医疗就诊模式发生了根本性转变，同时也提高了心搏骤停患者的生存率。第一现场，即突发伤病与事件发生的现场，往往形势复杂、情况多样，甚至因现场环境导致的伤害与风险层出不穷。第一反应者，也可称第一目击者，是指第一个目击或发现急救现场的人，可能是接受过正式医疗培训的专业急救人员，也可能是志愿者及非专业人士。即使是志愿者及非专业人士，都可以通过急救知识和技能的规范培训与考核，而成为合格的第一目击者。

（二）心肺复苏的定义

心脏位于胸腔，是维持生命的泵和发动机，它通过强有力的跳动，向全身各部位输送血液和氧气。当心脏有效泵血功能突然丧失，导致血液循环停止、全身重要脏器的血液供应中断，即发生心搏骤停（Cardiac arrest，CA）。心搏骤停后，由于脑组织中还尚存一些含氧血液，患者可有断续或者叹息样的微弱呼吸，随着心搏骤停时间的延长，呼吸一般也会停止。

心肺复苏（Cardio-pulmonary resuscitation，CPR）是指突发心搏骤停后，所采取的旨在维持和恢复生命活动的一系列及时、规范有效的急救措施，主要包括胸外心脏按压和人工呼吸。目的是为心搏骤停患者重建有氧血液循环，以保障脑等重要脏器得到供血供氧而避免坏死，从而挽救患者生命。心搏骤停后，若得不到及时、正确的处置，导致重要器官如脑、肝、肾等严重缺血，会造成不可逆的损害。如果第一目击者能在 4 分钟内及时、正确实施 CPR，救助成功率可达 30%，这也被称为心肺复苏的"黄金四分钟"。

（三）院外心搏骤停生存链

为突出非创伤性院外心搏骤停（Out-of-hospital cardiac arrest，OHCA）后多学科综合优化救治的重要性，美国心脏协会（American Heart Association，AHA）首次提出"生存链"的概念，并在2020年最新发布的《心肺复苏与心血管急救指南》中将其定义为"六环"（图3.1）。飞机客舱是院外心搏骤停发生的常见场所之一，乘务急救员经过系统培训后，应积极响应，实施"生存链"的启动应急反应系统、高质量CPR、除颤的前三个环节。

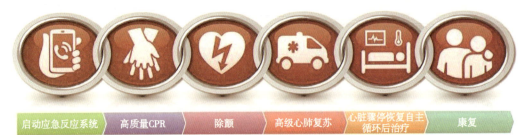

| 启动应急反应系统 | 高质量CPR | 除颤 | 高级心肺复苏 | 心脏骤停恢复自主循环后治疗 | 康复 |

图 3.1　非创伤性院外心搏骤停生存链

1. 第一环节：尽早识别、求救，启动应急反应系统

心搏骤停后的首要环节是早期识别并启动应急反应系统。尽早发现心搏骤停的征兆，如胸痛、气短等，是提高CPR成功率的关键之一，并快速采取行动。

（1）鼓励患者自己意识到危急情况后及时呼叫机上乘务员。

（2）通过心搏骤停的征兆表现，乘务员意识到患者出现心搏骤停的可能性，并立即启动EMSS，通过呼喊、电话等形式通知其他乘务员及乘务长，帮助他们快速找到患者所在位置。

（3）机组急救人员携带机上急救设备，快速到达患者乘客所在位置。

2. 第二环节：尽早高质量CPR

判断"反应、呼吸"，确认心搏骤停后即刻实施高质量心肺复苏。及时、有效、高质量的心肺复苏是急救成功的关键。2020年更新后的《心肺复苏与心血管急救指南》鼓励没有接受过训练的非专业人员仅施行胸外按压。

3. 第三环节：尽早电除颤

电除颤是用一定量的电流冲击心脏从而使室颤终止的方法。自动体外除颤器（Automatic external defibrillators，AED）是一种便携式电除颤仪，具有操作时有语音提示、自行识别异常心律、分析心律准确、安全有效等优点，允许非医学专业人士或第一目击者在专业救援到达前，对心搏骤停者进行电除颤。CPR 联合 AED 大大提高了机上心搏骤停患者的存活率。

4. 第四环节：高级生命支持

高级生命支持（Advanced life support，ALS）是心搏骤停患者抢救过程中的关键环节，一般需由 2 人以上院前专业急救人员组成。主要为患者提供如 12 导联心电图或高级心电监护、电复律、建立血管通路、给予药物及放置高级气道等操作。

5. 第五环节：心搏骤停恢复自主循环后治疗

当心搏骤停患者心跳、呼吸恢复之后，下一个环节是接受心搏骤停后治疗，目的在于防止心脏骤停的复发，提高患者的长期生存率。主要由医务人员构成的多学科团队，一般在心导管室或重症监护室进行。

6. 第六环节：康复

康复即综合协调地应用医学、教育、社会、职业等各种方法，使乘客已经丧失的功能尽快且尽最大可能地得到恢复和重建，使其能力尽可能得到恢复，重新走向生活、走向工作、走向社会。

二、民航客舱心肺复苏特殊性

航空环境的特殊性，给心肺复苏的实施带来一定的挑战。一项研究分析西雅图－塔科马国际机场 16 年间救治的 143 例成人非创伤性心搏骤停数据显示，有 34 例发生在飞机航行过程中，约占总人数的四分之一。国内某航司 2016 年不完全统计，4 个月时间航班发生需要机上医疗救助的事件 104 起，接近每天 1 起。在所有病因中，心脏病因所致心搏骤停最为多见。

（一）客舱环境复杂

1. 环境狭窄

客舱内座椅之间空间狭窄，不适合开展急救措施。因此，当乘客发生心搏骤停时，乘务急救员需要将其转移至适宜的环境进行 CPR。与患者乘客接触的背面应该尽量坚硬，如飞机的厨房区或过道，有条件的话可在乘客身下放置硬木板。患者乘客的周围应有较为充足的空间，以利于急救人员开展急救活动。

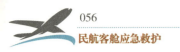

2. 人员复杂

机上人员复杂，在面对突发情况时，尤其是心搏骤停等致命性疾病，极易引起人员躁动。因此，当飞机上有乘客发生意外需要紧急抢救时，乘务人员应要求除专业医务人员外的所有乘客停留在自己的座位上，以免干扰抢救工作。

（二）急救资源相对缺乏

1. 缺乏专业的急救人员

尽管民航客机上的乘务员会定期进行急救相关知识的培训，但是与专业医务人员水平还存在一定差距。抢救心搏骤停患者往往需要团队协作，所以当乘客出现紧急情况时，乘务人员可以广播询问乘客中是否有专业医务人员协助抢救。例如，南方航空公司推出了"机上医疗志愿者"计划，招募机上医疗志愿者，建立志愿医生库，当遇到机上突发伤病事件时，客舱乘务员可通过系统定位当次航班上的志愿医生，寻求帮助。

2. 缺乏相应的急救物资

心室颤动是导致心搏骤停的最主要病因，而电除颤是处理心室颤动的最有效手段。AED因其便捷性和操作简单易懂，是心搏骤停后提高抢救成功率的重要急救设备。国外在20世纪90年代就通过了《航空医疗救助法案》，要求商业航空公司为每架飞机配备一个AED。同时要求乘务员每次飞行前都对急救包进行检查，看其是否密封或者用完；如果缺少急救包或AED，飞机就不能正常起飞。但是目前国内公共场合AED的投放率相对较低，而民航飞机作为重要且特殊的公共场所，更应提高AED的投放率。

任务活动 1　分析客舱心肺复苏的意义与挑战

任务准备

1. 全班同学分成若干个小组（5~6人一组），各小组选拔组长1名，并选取团队名称（表3.1）。

表 3.1　学生分组信息表

班级		组号		指导老师	
组长		学号			
组员	姓名	学号	姓名	学号	

2. 收集国内外航司客机实施心肺复苏的案例，讨论客舱实施心肺复苏的意义和面临的挑战。

3. 小组根据讨论结果，制作 600 cm×400 cm 展示海报，内容形式不限。

任务实施

1. 将各小组海报张贴展示，组员在一旁解释或答疑。

2.10 分钟后，每组派代表发言，指出可能存在的优点、缺点，并发表感想，其他组员可补充，每组时间 3~5 分钟。

3. 教师点评。

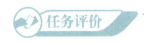 任务评价

请根据以下评价标准对任务完成情况进行评价（表 3.2）。

表 3.2　工作任务评价表

姓名		学号		分值	自评得分
评价项目		评定标准			
海报制作		按要求制作，内容组织形式多样，要点准确明晰		20	
海报分享		解释答疑流畅，有自己的观点		15	
资料适配度		收集到的资料符合主题要求、内容准确		30	

续表

姓名	学号		分值	自评得分
评价项目	评定标准			
小组合作	组员间体现默契配合		15	
汇报发言	内容有理有据，感悟用心用情		20	
	合计		100	
综合评价	小组自评（20%）	小组互评（30%）	教师评价（50%）	综合得分

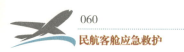

任务二　徒手心肺复苏和自动体外除颤器操作

一、操作步骤

基础生命支持（Basic life support，BLS）又称初步急救或现场急救，由一系列简单的复苏操作组成，主要包括心搏骤停的早期识别和启动应急反应系统、徒手 CPR、现场使用 AED 快速除颤。指南更新后的徒手 CPR 顺序为 C—A—B，即胸外按压（Compression，C）、开放气道（Airway，A）、人工呼吸（Breathing，B）。

（一）判断反应、呼吸

2020 版 AHA 指南认为只要发病地点不存在危险，当患者处于无反应、无呼吸（或叹息样呼吸）状态时，应立即对患者实行 CPR。患者心跳、呼吸出现异常时，需要急救人员迅速反应，且判断也必须迅速，原则上不超过 10 秒，计数方法：1001、1002、1003、1004、1005……。

第一步，判断成人或儿童反应。现场急救人员在患者身旁，俯身轻拍伤病乘客双肩（勿拍打头部或横向推动身体），在耳边大声呼唤："你怎么了？"（图 3.2a），患者如无动作或应声，则被视为无反应，可判断为意识丧失。判断婴儿（年龄 <1 岁）反应：轻拍足底，同时呼叫，检查婴儿是否有反应。

第二步，判断呼吸。如伤病乘客无意识应立即检查有无呼吸（图 3.2b）。如伤病乘客为俯卧位，先将其翻转为仰卧位、保持呼吸道通畅后，再判断呼吸。判断方法：眼睛观察胸廓有无起伏（亦可采用看、听、感觉的方式观察呼吸情况，即眼看胸廓有无起伏，耳听有无呼吸音，面感有无气体逸出）。

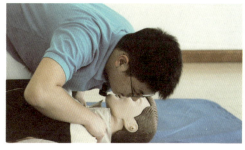

图 3.2a　判断反应

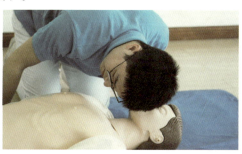

图 3.2b　判断呼吸

（二）立即呼叫求救

在飞机上发现乘客突然无意识、无呼吸（或叹息样呼吸）时，应立即报告乘务长和机长，广播寻找医务人员协助抢救（图3.3）。若患者情况危急，必要时可联系地面准备紧急备降。1名乘务员即刻开始实施心肺复苏流程，并安排1名乘务员拿取AED和急救箱，其他乘务员安抚乘客并疏通过道及周围乘客，保持行走路线的通畅，并随时记录伤病乘客的身体状况和乘务员所采取的应急措施。

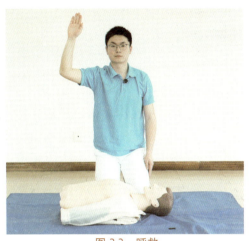

图 3.3　呼救

（三）复苏体位

由于客舱过道过于狭窄，需要把没有颈脊椎损伤的伤病乘客搬运至最近的服务舱内。实施心肺复苏前，应将伤病乘客置于复苏体位，即去枕仰卧位。背部置于坚硬无异物平面上，勿将伤病乘客置于座位上或躺在松软容易变形的地方，也不要在颈下垫枕头或软垫。如果发现伤病乘客时，其处于俯卧位，则需采用保护脊柱的翻身法，将其置于复苏体位，主要步骤为：乘务员将伤病乘客双上肢向头部方向伸直，将远离乘务员一侧的小腿放在另一侧腿上，两腿交叉。乘务员展开一只手同时保护伤病乘客的后头颈部，另一只手插入远离乘务员一侧伤病乘客的腋下或胯部。乘务员身体贴近伤病乘客背部脊柱，将乘客整体地翻转至仰卧位，并将其双上肢置于身体两侧。对疑有脊柱损伤的患者进行翻身时，需2~3名乘务员或施救者共同配合，使用轴线翻身法以免脊髓损伤，做好头颈部或脊柱的固定。

（四）胸外按压

乘务急救员应处于被复苏者的一侧，一般位于右侧，近胸部位置，两腿自然分开与肩同宽，松解衣领裤带，进行胸外按压。

1. 按压部位

胸骨中下 1/3 处，即是胸骨下半段（图 3.4a）。具体的体表定位方法：①成人为两乳头连线与胸骨中线交叉处。②当难以准确判断乳头位置时（如体型肥胖、乳头下垂等），可采用滑行法：以一手食指和中指沿肋弓向中间滑移至两侧肋弓交点处，然后将食指和中指横放在交点处上方，食指上方的胸骨正中部即为按压区。③婴儿为两乳头连线正下方一横指的部位。

2. 按压手法

成人定位之手放在另一只手的手背上，两手掌根重叠，十指相扣，手指翘起，掌跟紧贴胸壁按压点（图 3.4b）。儿童可采用单掌或双掌按压。婴儿用一只手的 2 根手指（通常是中指和无名指），或左、右手的 2 根大拇指进行按压。

3. 按压姿势

上半身微前倾，两肩要位于双手的正上方，两臂伸直，腕、肘、肩关节呈一垂直线，乘务急救员利用上半身的体重和肩、臂部肌肉的力量，垂直向下按压，不可偏向一侧或左右摇摆。按压应平稳，用力要均匀，有节奏按压。每次按压后，要全部放松，使胸部恢复正常位，胸骨不受任何压力。放松时注意定位的手掌根部不要离开胸骨定位点。按压与放松时间相等，每按压 1 次，计数 1 次"01、02、03……28、29、30"，共 30 次。

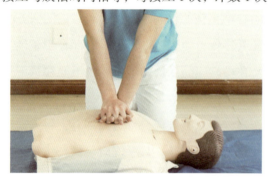 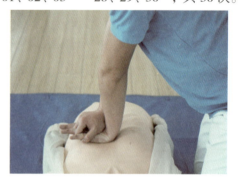

图 3.4a　按压部位　　　　　　　　　图 3.4b　按压手法及姿势

4. 按压深度

成人至少为 5 cm；儿童至少为胸廓前后径的三分之一，大约 5 cm；婴儿至少为胸廓前后径的三分之一，大约 4 cm。

5. 按压频率和时间

按压频率不少于 100 次 / 分，按压 30 次时间在 15~18 秒。按压过程中乘务急救员注意观察伤病乘客面色、口唇有无红润等改变。

（五）开放气道

1. 清理异物

对无颈椎损伤的伤病乘客，检查其口中有无异物，如有异物或义齿松动等情况，将伤员头偏向一侧后取出，以防异物脱落阻塞气道。

2. 手法

（1）仰面提颏法：对无颈椎损伤的伤病乘客，靠近头部的手置于伤员前额部，用力向后推，使头部后仰，另一只手食指中指放在下颌骨部位，使下颏向上抬起，至伤员耳垂与下颌角的连线跟地面垂直，成人呈90°，儿童打开气道呈60°，婴儿打开气道，不要过度后仰头部，呈30°。操作时注意勿用力压迫下颌部软组织（图3.5）。

（2）托举下颌法：若怀疑有头颈部创伤者，乘务急救员置于伤员头部后方，把手放置于患者头部两侧，肘部支撑在患者躺卧平面上，使用双手托下颌法开放气道。双手握紧下颌角，用力向上托下颌，如患者紧闭双唇，可用拇指把口唇分开。

（六）人工呼吸

乘务急救员实施口对口人工呼吸时，捏紧伤员鼻孔并使其嘴张开，包住伤员嘴部给予吹气。吹气时间持续约1秒，同时用眼睛余光观看胸廓有无起伏，胸廓微隆起即可，不必深呼吸，避免过度通气（图3.6）。每次吹气结束后，松口松鼻，让伤员胸廓及肺依靠其弹性自动回缩，排出肺内二氧化碳。给予2次人工呼吸后继续胸外按压。2次人工呼吸的时间尽量在10秒内。

有条件时，可使用呼吸面罩给予人工呼吸支持。可避免乘务急救员直接接触患者的口鼻，保护自己，减少交叉感染。人工呼吸面罩应连接上单项阀门及过滤装置，以防止患者呼出的气体或液体喷向救护员。

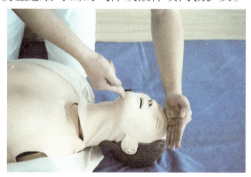

图3.5 仰面提颏法

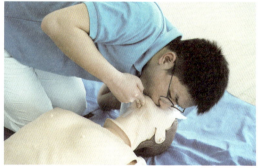

图3.6 口对口人工呼吸

二、心肺复苏注意事项

（一）高质量心肺复苏

（1）成人按压频率不少于100次／分。

（2）按压深度成人为 5~6 cm，婴幼儿、儿童约为胸廓厚度的 1/3，即婴幼儿约为 4 cm，儿童约为 5 cm。

（3）每次按压后胸廓须充分回弹，施救者应避免按压间隙倚靠在伤员胸上。

（4）持续按压，尽量减少按压中断的时间；即使在人工呼吸时，中断按压的时间也尽量不超过 10 秒。

（5）避免过度通气，通气时不应大量给气，通气时间不宜过长，看到患者胸廓微微起伏即可；若吹气过猛，可导致部分气体进入胃内，引起胃胀气甚至呕吐。

（二）注意事项

（1）判断意识反应越快越好，尽可能在 10 秒内完成。

（2）按压应稳定、规律、有节律地进行，不可冲击式猛压。

（3）按压位置不正确可能导致按压无效、骨折，实施过程中确保手掌根不离开胸壁。

（4）成人胸外按压与人工呼吸比例为 30：2，按压 30 次后做 2 次人工呼吸，然后继续 30 次按压，如此循环。

（5）在情况允许的条件下轮换施救者，避免因疲劳而造成 CPR 质量降低。正确实施 CPR 非常耗费体能，可进行轮换，轮换时动作要迅速，尽量减少按压中断时间。

（6）不要因场所更换中断按压。在患者自主循环恢复或专业急救人员到来前，不应随意转移患者。如需从机上转运至地面，应尽可能避免 CPR 中断或中断时间尽可能短。使用担架将患者转至救护车或其他移动性救护设备途中不要中断 CPR。如果担架高度较低，急救人员可跟随在担架旁边，继续实施胸外按压；如果担架高度较高，急救人员应跪在担架上，以达到患者胸骨的高度，便于实施 CPR。

（三）CPR 可能的并发症

（1）人工呼吸的并发症：过度通气和通气流量过快，都易导致伤病员胃部急剧扩张，儿童尤为明显。因此，在实施人工呼吸时应限制与调节通气流量，使胸廓起伏即可，避免患者因用力通气、快速呼吸导致气道压力过高。

（2）胸外按压的并发症：主要包括肋骨骨折、气胸、血胸、肺挫伤、肝脾撕裂伤和脂肪栓塞等，其中最常见的并发症是肋骨骨折。成人伤病员接受胸外按压时，大幅度的按压动作往往会造成肋骨骨折，其中老年伤病员最为常见。因此，在按压过程中，要尽量实施高质量的胸外按压，按压部位要正确，手臂用力要均匀有节律，以减少并发症的发生。

（四）复苏有效指征

（1）末梢循环改善，口唇、颜面、皮肤、指端等末梢由苍白、发绀转为红润。

（2）散大的瞳孔逐渐缩小，并且恢复了正常对光的反射。

（3）自主呼吸恢复。

（4）患者由昏迷的状态出现躁动或者意识转清。

（5）大动脉搏动恢复，每一次按压在颈动脉、股动脉等处可触及搏动。

（6）收缩压达到最低标准 60 mmHg。

（五）复原体位

如果在心肺复苏或电除颤后，伤病乘客恢复呼吸和循环体征，此时应注意维持其呼吸道通畅，将其置于复原体位。

1. 常规复原体位

（1）乘务员位于伤病乘客一侧。

（2）乘务员将靠近自身的伤病乘客手臂肘关节屈曲置于头部侧方，将伤病乘客远侧手臂弯曲置于其肩部。

（3）把伤病乘客远离救护员一侧的膝关节弯曲。

（4）乘务员用一只手扶住伤病乘客肩部，另一手扶住膝部，轻轻将其沿脊柱轴线翻至侧卧。

（5）将伤病乘客上方的手置于面颊下方，防止面部朝下，打开气道。

（6）将伤病乘客弯曲的腿置于伸直腿的前方。

2. 其他复原体位

如伤病乘客伴有头部外伤，则使其处于水平卧位，头部稍稍抬起。如伤病乘客伴有失血性休克，采用头低脚高位，头部放低并偏向一侧，下肢抬高。如伤病乘客伴有呼吸困难，取半卧位。如伤病乘客伴有休克，采用中凹卧位，将其头及下肢抬高，有利于气道畅通和下肢静脉回流，增加回心血量。在飞机备降时，应对伤病旅客进行固定，防止二次损伤的发生。

三、特殊人群的心肺复苏

（一）针对儿童、婴儿的心肺复苏

如果儿童、婴儿发生心搏骤停，可先实施 2 分钟 CPR（5 组胸外按压和人工呼吸），然后呼叫求救和启动 EMSS 系统。

1. 儿童心肺复苏的生理特点

（1）婴儿和儿童在发生心搏骤停前会出现呼吸停止和心动过缓。如果他们在发生心搏骤停前接受 CPR，存活率就会上升。

（2）如果乘务急救员离开呼吸停止、心动过缓的患儿去启动应急反应系统，患儿可能发展为心搏骤停，生存的机会也会大大降低。因此，仅单人施救时，应该先给予患儿 5 个周期的 CPR，然后再启动 EMSS 系统。

（3）复苏程序 C—A—B 顺序仅适用于成人、儿童和婴儿（1 岁以下儿童、不包括新生儿），但不适用于新生儿（出生 28 天以内）。新生儿心搏骤停最有可能是呼吸因素导致的，复苏程序应当为 A—B—C 顺序，除非已知是心脏原因所致。推荐的按压 / 通气比是 3∶1，提高人工呼吸次数，提升通气量，保证重要脏器供氧。

2. 儿童生存链

对院外发生心脏骤停的儿童，AHA 儿童生存链显示了救治时需要采取的重要措施，包括 6 个环节（图 3.7）。

第 1 环节：预防。防止溺水、触电等意外伤害和心脏骤停是挽救儿童生命过程中的首要步骤。

第 2 环节：启动应急反应系统。使儿童快速获得紧急救治，可改善儿童的预后。

第 3 环节：高质量 CPR。越早开始实施高质量 CPR，其存活率越高。

第 4 环节：高级心肺复苏，也是高级生命支持。

第 5 环节：心脏骤停恢复自主循环后治疗。

第 6 环节：康复。儿童在经历心脏骤停后，可能需要持续数月或数年的治疗和支持，才能完全康复。

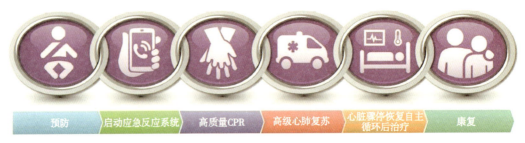

图 3.7　儿童院外生存链

（二）针对妊娠期妇女的心肺复苏

1. 妊娠期妇女 CPR 的操作要点

（1）体位管理。如遇乘客伤病员为妊娠期妇女的，通过体位调整，能改善 CPR 的质量、按压的力量和心输出量。妊娠子宫会压迫下腔静脉，阻止静脉回流，每搏输出量及心输出量会随之减少。因此，对妊娠期妇女实施胸外按压时，首选用手向左推动仰卧位孕妇子宫移位，以减轻下腔静脉的压迫。

（2）气道管理。孕妇的气道管理较普通成年人困难，尤其是当孕妇的体位发生倾斜时，气道解剖位置的改变会增加反流的风险，并导致其血氧迅速下降。因此，孕妇气道管理时应优先使用球囊面罩通气，并准备气管插管。

（3）循环管理。由于妊娠子宫膈肌上抬及腹腔膨隆，对孕妇实施胸部按压的位置应较正常人稍微抬高。胸骨体外按压部位比普通病人高 2~3 cm。

（4）电除颤的使用。孕妇发生心脏骤停时可以使用电除颤，AHA 指南推荐孕妇心脏电除颤所用的电量应按照高级生命支持推荐的除颤电量执行。尽管没有明确的研究显示电除颤对母亲及胎儿造成的并发症，但有个案病例报道突发的电击（闪电、电路）会导致孕妇直接流产。

2. 围死亡期剖宫产的指征

在下列情况下，可以考虑给心搏骤停的孕妇实施剖宫产手术：

（1）有掌握该技术的人员和相关医疗设施，术后有医疗设备及医护人员照料母儿。

（2）经过心肺复苏术，母体仍不能恢复有效循环。

（3）胎儿有潜在存活能力，且为单胎，孕周 ≥ 23~24 周。

四、自动体外除颤器

早期电除颤是"生存链"各环节中可能提高生存率的有效手段，对提高院前心搏骤停患者的生存机会起到关键作用。如果患者未及时进行电除颤，在数分钟内就可能出现心脏停搏。室颤后每延迟电除颤 1 分钟，其死亡率会增加 7%~10%。自动体外除颤器，常被称作 AED（Automated External Defibrillator），是在极短时间内放出大量电流经过心脏，以终止心脏所有不规则不协调的活动，使心脏电流自我正常化，适用于无反应、无呼吸和无循环体征的心室颤动或无脉性室速患者（图 3.8）。具体的使用操作如下。

（1）打开电源开关，按语音提示操作。

（2）AED电极片安置部位：按电极片上图示，心尖部电极应安放在左腋前线之后第五肋间处，另一片电极放置在胸骨右缘、锁骨之下（图3.9）。

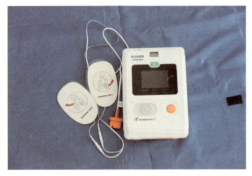
图 3.8　自动体外除颤器仿真机

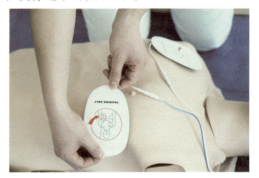
图 3.9　电极片安放部位

（3）乘务急救员用语言和手势示意周围人群不要触碰伤病员，等候AED分析心律是否需要电除颤（图3.10）。

（4）乘务急救员得到除颤信息后，等待充电，第二次用语言和手势示意周围人群不要触碰伤病员，待确定所有人员未接触患者，按除颤按钮进行电除颤（图3.11）。除颤后，继续实施心肺复苏，2分钟后仪器自动再次分析心律。

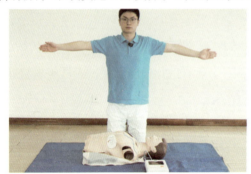
图 3.10　检查周围环境

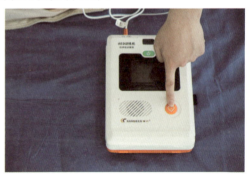
图 3.11　除颤按钮

任务活动 2-1　分析成人、儿童、婴儿CPR操作流程的异同

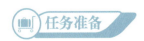
任务准备

1. 用物准备：A2白色纸若干张（至少保证每组1张），马克笔多种颜色（至少保

证每组每种颜色 1 支)。

2. 全班同学分成若干个小组（5~6 人一组），并分配或推选小组长 1 名（表 3.3)。

表 3.3　学生分组信息表

班级			组号		指导老师	
组长			学号			
组员		姓名	学号	姓名	学号	

3. 查阅教材和资料，并讨论分析成人、儿童、婴儿 CPR 的异同，形成对比表格。

4. 分析老人、孕妇、外伤患者在实施 CPR 时可能遇到的挑战，并形成对策。

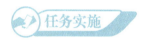

1.各小组于课前查阅资料，课上讨论并绘制成人、儿童、婴儿 CPR 异同对比表。

2.10 分钟后，每组派代表轮流展示对比表并发言，指出异同点，其他组员可补充，每组3~5 分钟。小组自评、组间互评，最后教师点评。

3. 教师抛出新问题"分析老人、孕妇、外伤患者在实施 CPR 时可能遇到的挑战，并形成对策"，各小组讨论 5 分钟后形成 3~5 条观点，每组派代表轮流发言。

4. 教师总结。

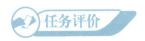 **任务评价**

请根据以下评价标准对任务完成情况进行评价（表3.4）。

表3.4　工作任务评价表

组名		组长		分值	自评得分
评价项目	评定标准				
资料适配度	收集到的资料符合主题要求、内容准确			15	
小组合作	组员间体现默契配合			15	
对比表绘制	要点齐备，形式多样，展示清晰			25	
汇报发言	内容有理有据，有自己的观点			20	
讨论分析	组员积极参与，讨论对策合情合理			25	
合计				100	
综合评价	小组自评（20%）	小组互评（30%）	教师评价（50%）	综合得分	

任务活动 2-2　熟练掌握 CPR 和 AED 操作流程

任务准备

1. 器材准备：心肺复苏按压成人模型或婴儿模型，口对口呼吸膜或呼吸面罩，吹气球囊，防护手套，计时秒表，AED 训练机，医疗废物回收垃圾袋。

2. 根据器材数量，将全班同学分成若干个小组，各小组选拔组长 1 名（表3.5）。

表 3.5　学生分组信息表

班级		组号		指导老师	
组长		学号			
组员	姓名	学号	姓名	学号	

3. 复习心肺复苏的相关知识，观看心肺复苏示范操作视频。

任务实施

1. 在教师带领下，全体学生统一操作"现场环境安全→做好自我防护→判断反应、呼吸→呼叫求救"步骤，时间 5 分钟。教师可根据时间安排，在统一操作后，选择 1~2 名学生进行展示操作，其他学生进行点评和补充。

2. 在教师带领下，各组的第一名学生出列，统一置于模型人右侧，播放示范教学视频，学生实施定位和胸外按压，并大声说出次数。两轮按压后，换各组第二名学生进行实操。依次进行，教师在各组轮转指导。

3. 在教师带领下，各组的第一名学生出列，统一置于模型人右侧，播放示范教学视频，学生实施开放气道和人工呼吸。两轮后，换各组第二名学生进行实操。依次进行，教师在各组轮转指导。

4. 在教师带领下，各组的第一名学生出列，统一置于模型人右侧，播放示范教学视频，学生实施 AED 训练机操作。两轮后，换各组第二名学生进行实操。依次进行，教师在各组轮转指导。

5. 各小组学生在组长带领下，查漏补缺，并进行 CPR 和 AED 连贯练习，10~20 分钟后，教师随机选择 1~2 名学生，进行展示操作，其他学生进行点评和补充。教师总结点评。

6. 如果教学时间充裕，教师可请各组推荐 1 名学生，进行组间比赛。

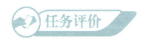
任务评价

根据以下评价标准对任务完成情况进行评价（表 3.6）。

表 3.6　成人 CPR 和 AED 工作任务评价表

场景	客舱 1 名乘客突然失去意识，你将其转移到服务舱，现场环境安全且做好自我防护，展示你接下来的操作。			
姓名		学号		分值	自评得分
评价项目	评定标准		分值	自评得分
评估和启动	检查是否有反应		5	
	呼喊求助		5	
	检查呼吸		5	

续表

姓名		学号		分值	自评得分
评价项目	评定标准				
第1组 CPR	胸外按压位置正确			5	
	匀速有节奏按压 30 次，完成时间在 15~18 秒			5	
	按压深度至少 5 cm			5	
	每次按压后胸廓完全回弹			5	
	气道开放			5	
	每次人工呼吸持续 1 秒			5	
	每次人工呼吸时，患者胸廓可见隆起			5	
	10 秒内给予 2 次人工呼吸			5	
第2组 CPR	实施 30 次高质量胸外按压			10	
	给予 2 次有效的人工呼吸			10	
AED	开起 AED 电源			3	
	正确连接电极片			3	
	第一次提示所有人远离，不触碰患者以分析心律			3	
	第二次提示所有人远离，不触碰患者以给予电击			3	
	给予电击			3	
第3组 CPR	继续实施 30 次高质量胸外按压			5	
	给予 2 次有效的人工呼吸			5	
合计					
综合评价	小组自评（20%）	小组互评（30%）	教师评价（50%）	综合得分	

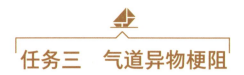

任务三　气道异物梗阻

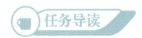

情境一

某广州飞往新西兰航班，乘务员正在分发小食花生粒，1 名约 6 岁的女孩一边喧哗一边吃花生粒，顿时面色青紫，呼吸困难。乘务员立刻启动应急程序，对小女孩实施急救。

情境二

某日清晨，一位家长抱着 1 名一岁多的婴儿，急匆匆地冲进某儿童医院急诊科。患儿的情况危急，脸色苍白、呼吸急促，胸膛随着呼吸起伏，每次吸气都形成很深的肋骨"大坑"。提示上气道梗阻症状明显，高度怀疑存在呼吸道异物。但当地医院 CT 报告：未显示明显呼吸道异物。

患儿情况危急，急诊住院总医师陪着患儿前往放射科进行 CT 检查，以明确病因。在前往放射科的路上，患儿呼吸困难的情况突然加重，氧饱和度快速下降，情况更加危急。医生立即为患儿采取皮囊加压呼吸，对患儿进行紧急救治，并紧急联系了医生进行会诊，为患儿实施全麻状态下的喉镜＋支气管镜检查＋右侧肺内异物取出术。终于，一块卡在患儿气管内的异物被"抓"了出来，孩子的呼吸也逐渐恢复了正常。

一、概述

气道是外界气体进出体内的必经之道，气道异物梗阻指某些外入性异物或分泌物堵塞在呼吸道内，导致空气无法进入肺部进行换气通气，出现窒息，面色发绀，严重者甚至失去意识和导致死亡。

（一）气道异物梗阻常见原因

成年人大多发生在进餐时，如进食过程中大笑或说话、进食急促或过快、未充分咀嚼就吞咽大块难以咀嚼的食物等。大量饮酒时也容易发生气道异物梗阻，酒精使咽喉部肌肉松弛，食物团块极易滑入呼吸道。有义齿或吞咽困难的老年人可能会不慎将假牙或牙托误送入呼吸道，而发生气道异物梗阻。婴儿和儿童的气道异物梗阻多是由口含异物造成，如糖果、果冻、果核、玩具等。

（二）气道异物梗阻的表现

异物可以引起气道部分或完全梗阻，气道异物梗阻的早期识别是抢救成功的关键。

当异物体积较大时，气道完全阻塞，伤病员通常表现为不能说话，不能咳嗽，不能呼吸，进而面色灰暗、紫绀，甚至昏迷倒地、窒息，如果不能及时解除梗阻，伤病员将很快丧失意识，严重者则呼吸心跳停止。

当异物体积较小或为流体时，气道部分阻塞，伤病员可有咳嗽、喘气或咳嗽弱而无力，呼吸困难，张口吸气时可以听到异物冲击性的高啼声，面色青紫，皮肤、甲床和口腔黏膜发绀。此时，乘务急救员不宜干扰伤病员自行排除异物的努力，应守护在伤病员身旁并监护患者的情况。

二、现场急救方法

成人或儿童发生气道异物梗阻时，起病急，病情严重，短时间内会危及生命。因此，现场急救的原则是使用简单易行、实用性强、不借助医疗设备的方法立即将异物排出气道。

（一）成人及儿童的现场急救

1.背部叩击法
适用于意识清醒、有严重气道梗阻症状患者。

（1）乘务急救员站到伤病员一边，稍靠近伤病员身后。

（2）协助伤病员身体前倾，一只手张开支撑患者胸部。

（3）另一只手掌根部在两肩胛骨之间进行 5 次快速、大力叩击。

2.海姆立克冲击法
也称腹部冲击法，是通过拳头冲击腹部膈肌软组织，使腹压升高，膈肌抬高，胸腔压力瞬间增高，迫使肺内空气排出，形成人工咳嗽，从而使呼吸道内的异物上移或排出。

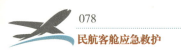
1）立位腹部冲击法

常适用于意识清醒的伤病员。当伤病员表现为严重的气道梗阻症状但意识清醒时，乘务急救员应站立在伤病员背后，协助伤病员弯腰使之头部前倾，双臂环绕腰部，一手握空拳置于其腹部正中线肚脐约两指上方。另一只手紧握此拳，快速向内向上压向伤病员腹部，连续冲击 5 次，使伤病员咳嗽，从而驱出异物。

2）卧位腹部冲击法

适用于意识不清的伤病员，以及乘务急救员身体矮小、站立时无法环抱意识清醒伤病员的腰部时。将伤病员置于仰卧位，乘务急救员跪立于伤病员一侧或骑跨在大腿上，一只手的掌根平放在其腹部正中线肚脐的上方，勿触及剑突处。另一只手与第一只手交叠放置，两手一起快速向内向上冲击伤病员的腹部，连续冲击 5 次，同时观察异物是否排出在口腔内，若异物已排出在口腔内，则用手取异物法取出，若无，再次冲击腹部。

3. 胸部冲击法

适用于不宜采用腹部冲击法的患者，如孕妇和肥胖者等。

（1）乘务急救员站在伤病员的背后，两臂从其腋下环绕其胸部。

（2）一手握空心拳，拇指置于伤病员胸骨中部（位置同心肺复苏胸外按压部位）。

（3）另一只手紧握此拳向内、向上有节奏冲击 5 次。

4. 胸部按压法

适用于无意识或在腹部冲击时发生意识丧失、气道梗阻患者。操作方法同成人心肺复苏。

（1）伤病员仰卧位，救护员位于患者一侧。

（2）按压部位与心肺复苏时胸外按压部位相同。

（二）婴儿的现场急救

1. 背部叩击法

（1）救护员将患儿身体置于一侧的前臂上，同时手掌将后头颈部固定，头部低于躯干。

（2）用另一只手张开以固定婴儿下颌角，并使婴儿头部轻度后仰，打开气道。

（3）两前臂将婴儿固定，翻转呈俯卧位，头低于身体。保持头向下、俯卧的体位，利用重力帮助移除异物。

（4）救护员采取坐或跪的姿势，使婴儿安全地躺在腿上。

（5）用一只手的大拇指固定支撑婴儿的头，另外 1 或 2 个手指放在下颌的另一边，保持下颌的角度，不要挤压下颌软组织。

（6）用另一只手的掌根部在肩胛骨之间给予 5 次快速的拍打。检查每次拍打背部是否解除了气道梗阻，如解除，不一定要做足 5 次。

2. 胸部冲击法

适用于意识清醒，伴严重气道梗阻症状，且 5 次背部叩击法不能解除气道梗阻的婴儿。

（1）两手及前臂将婴儿固定，翻转为仰卧的体位，头部向下；保持婴儿沿着救护员手臂的方向，顺放（或横放）在大腿上。

（2）找到冲击按压部位，两乳头连线中点。

（3）给予胸部冲击按压，深度约为胸廓前后径的 1/3。

（4）重复做 5 次。

（5）如果仍不能解除梗阻，继续交替进行 5 次背部叩击和 5 次胸部冲击。

3. 胸部按压法

适用于无意识、意识不清或是在背部叩击和胸部冲击实施中发生意识丧失、气道梗阻的婴儿。按压方法同婴儿心肺复苏。

任务活动 3　掌握气道异物梗阻急救方法

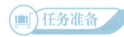

复习成人、儿童和婴幼儿气道异物梗阻急救方法的相关知识。

任务实施

1. 教师请 1 名学生一起演示操作方法，之后两两学生为一组，1 人扮演乘务急救员、1 人扮演伤病员，进行操作训练。教师需提醒学生：操作训练，不可过度用力。如有教学条件，可购买专门的气道异物梗阻训练马甲。

2. 情境模拟：机上客舱午餐时间，一名成人乘客一边吃饭一边聊天，聊天大笑时不小心被瓜子卡住，呼吸困难，乘务急救员立刻进行处置。请 1~2 名学生根据情境，使用正确的方法进行处置。其他学生指出操作过程的优点、缺点。教师总结点评。

3. 问题研讨：学生分组（每 5~6 名为一组），围绕如下问题进行研讨。

（1）在航班上发现孕妇或者儿童发生气道异物梗阻时，应如何急救？

（2）在日常生活中，发生气道梗阻且身边没有人时，如何进行自救？

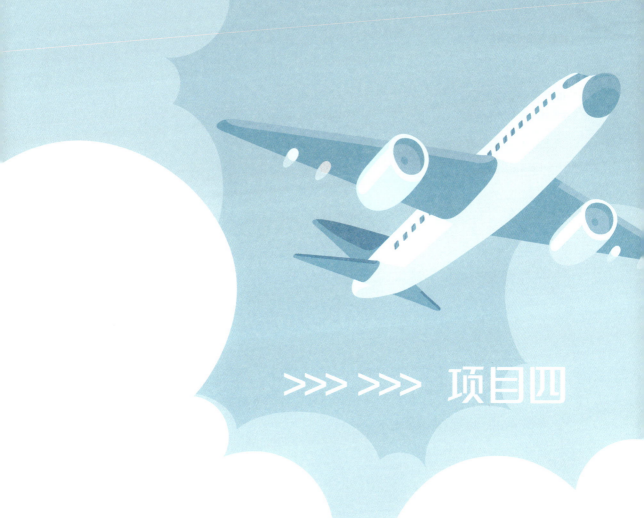

>>> >>> 项目四

创伤救护与
意外伤害处理

项目导读

　　创伤是民航客舱内乘客常见的意外伤害，民用航空器创伤事件发生的因素主要有人为因素、机械故障及气象因素。民用航空器在遭遇气流颠簸、机械故障时，或客舱服务人员和旅客未遵守相关安全规定（例如未系安全带）时，容易导致出血、外伤、骨折等创伤事件发生，造成人体组织损伤和功能障碍。民航客舱创伤事件具有突发性和群发性的特点。因此，现场救护应遵守客舱救护基本程序和原则，特别突出"先救命，后治伤"的原则，做到快速、正确、有效，以挽救伤员的生命，防止损伤加重，减轻伤员的痛苦。

　　广义上的创伤救护技术主要包括止血、包扎、骨折固定和搬运四大技术。结合民航客舱客观环境条件特点，重点介绍止血、包扎、骨折固定等创伤救护技术，以及常见的烧烫伤意外伤害现场处理技术。

学习目标

知识目标

1. 了解民航客舱内创伤救护的重要性。

2. 掌握创伤救护的基本原则。

3. 熟悉民航客舱内创伤救护的基本流程。

能力目标

1. 熟练掌握止血、包扎、骨折固定及烫伤救护技术。

2. 正确处置舱内人员烧烫伤事件。

素质目标

1. 培养民航客舱乘务员高度的职业责任感和人道主义关怀价值观。

2.持续学习与更新创伤救护知识技能,对民航客舱创伤事件保持关注,举一反三,提升救护实效。

思 维 导 图

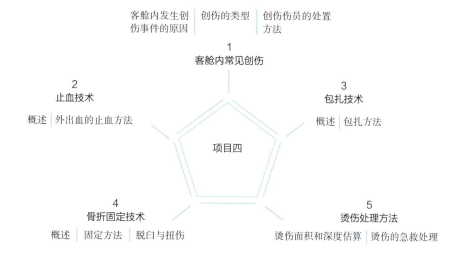

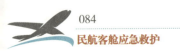

任务一　了解客舱常见创伤基本理论

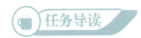

一、飞行过程中乘客创伤的原因

在飞行过程中，造成乘客创伤的三个因素主要是气象因素、人为因素和机械故障。

气象因素主要是指气流颠簸、雷电等原因，致使航空器在飞行过程中的平稳性受到影响，机组人员因撞击、弹跳或被甩出座位等，导致创伤。

人为因素主要是指乘务员不按飞机起降安全规范，在起降过程中开展客舱服务引发安全事故造成创伤，或乘客不遵守客舱相关安全规定或安全意识不强引发安全事故造成创伤。

机械故障主要是指航空器由于自身安全故障在起飞、飞行和降落过程中出现意外事故，导致机组人员发生创伤事件。

创伤的特点是发生率高、危害性大，民航客舱创伤事件还具有突发性和群发性的特点，对严重创伤的救治如果不及时，将导致躯体残疾，甚至威胁生命。了解创伤的特点，有助于在早期救治中及时采取有效的措施，以达到挽救生命和减轻伤残的目的。

二、创伤伤员的初步检查

在救护中要注意对伤员重要部位的检查，因为救护针对的是伤员整体，而不仅仅是损伤局部。按照现场救护伤员评估的一般顺序进行初步检查，对于伤情较重的伤员，一般在情况较平稳（如已止住活动性出血或已解除呼吸道梗阻）后，立即检查其头、胸、腹是否存在致命伤。在确认没有致命伤之后，再进一步包扎没有活动性出血的伤口，固定骨折等，以避免耽误致命损伤的早期抢救。

对伤员头、胸、腹的检查应在 2~3 分钟内完成，并根据检查结果，迅速采取相应的救护措施。检查顺序如下：

（1）观察伤员呼吸是否平稳，头部是否有出血。

（2）双手贴头皮触摸检查是否有肿胀、凹陷或出血。

（3）用手指从颅底沿着脊柱向下轻轻、快速地触摸，检查是否有肿胀或变形。检查时不可移动伤员。如果有颈椎损伤，应固定颈部。

（4）双手轻按双侧胸部，检查双侧呼吸活动是否对称、胸廓是否有变形或异常活动。

（5）双手上下左右轻按腹部四个象限，检查腹部软硬，是否有明显包块、压痛。

此外，还应注意伤员是否有骨盆、下肢以及脊柱的损伤。

检查伤员时要认真、仔细、迅速，发现异常须立即急救处理。初步检查后，救护员应对伤员的整体情况作出判断，这有利于在后续的救治和转运中采取相应措施，防止发生"二次损伤"。初检结果还应与以后的复检结果作对比，以判断伤病情况的变化。

任务活动 1　了解客舱创伤的基本理论

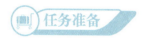

1. 全班同学分成若干个小组（5~6 人一组），各小组选拔组长 1 名，并选取团队名称（表 4.1）。

表 4.1　学生分组信息表

班级		组号		指导老师	
组长		学号			
组员	姓名	学号	姓名	学号	

2. 复习飞行过程中乘客常见创伤的原因、创伤的主要类型、创伤伤员的检查顺序等理论知识。

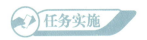

1. 案例展示

案例一

某航空飞往北京的航班，在下降至 4200 m 高度时，遇强颠簸，有 21 名乘客和 7 名机组人员在颠簸中受伤。据当时在飞机上的一名乘客回忆，大概离降落还有 20 分钟的时候，飞机就颠簸得很严重，"好像广播里乘务长刚通知遇到气流让乘客们系好安全带，还没说两句话，很多人还没来得及系，座椅靠背都没调直，连小桌板都没收呢，颠簸感就来了。由于事发突然，很多空姐没有准备都受伤了。不过空姐服务态度很好，自己脸上全是血，还过来安慰我们。"另一名经历者称："事发时舱内上下晃得很厉害，有的乘客没系安全带就被直接弹到天花板上，把天花板都砸烂了。坐在我旁边的一位大叔就被弹上去受伤了，前面还有乘客胳膊骨折了，还有头部流血的。"

案例二

某航班空客 330 在回北京的下降过程中，乘务员在落地前 30 分钟还没忙完，颠伤了 2 人，其中 1 人桡骨骨折。另一架 B777—300ER 在北京区域绕飞雷雨时突遇严重颠簸，飞机还有 25 分钟落地，客舱乘务员仍在整理客舱、安全检查，未在执勤位置就座，7 名乘务员不同程度受伤，其中一人眼眶骨折，另一人胸椎、桡骨、骶骨骨折。

案例三

2022 年某航班在重庆江北国际机场起飞时偏出跑道，航空器机头左侧起火。机上共计 122 人，其中乘客 113 人，机组 9 人，已全部安全撤离。在撤离过程中，有 36 人擦伤扭伤，已及时送当地医院检查。重庆某医院工作人员表示，他们收治的 20 余名受伤乘客中有乘客烧伤。

2. 问题讨论

（1）梳理归纳案例中出现的创伤。

（2）综合分析导致情境中创伤出现的原因。

（3）尝试归纳如何有效避免民航客舱创伤事件发生。

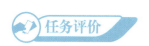

请根据以下评价标准对任务完成情况进行评价（表 4.2）。

表 4.2　客舱创伤基本理论工作任务评价表

姓名		学号		分值	自评得分
评价项目	评定标准				
学习态度	课堂表现良好，按时保质完成任务			10	
合作能力	积极配合小组成员完成任务			10	
分析能力	准确分析案例中创伤的类型			30	
	正确分析案例中创伤发生的原因			30	

续表

姓名		学号		分值	自评得分
评价项目	评定标准				
分析能力	避免民航客舱创伤事件发生的观点有效、准确			20	
合计				100	
综合评价	小组自评（20%）	小组互评（30%）	教师评价（50%）	综合得分	

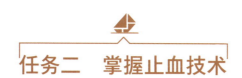

任务二 掌握止血技术

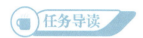

一、外出血的止血方法

（一）止血材料

常用的材料有无菌敷料、绷带、三角巾、创可贴、止血带，一般储存于客舱急救箱内。紧急情况下可就地取材，选用客舱内毛毯、毛巾、手绢、布料、衣物等代替（图 4.1）。

乘务救护员在为伤员止血前要采取自我防护措施，如处理伤口前应洗手，尽可能戴医用手套或不透水的塑料手套，戴口罩，必要时戴防护眼镜或防护罩。处理伤口过程中要注意保护创面，防止自身感染和感染扩散。处理伤口后要用肥皂、流动水彻底洗手。如乘务救护员自己的皮肤被划伤，应尽快就医并采取必要的免疫措施。

（二）少量出血的处理方法

（1）乘务救护员先洗净双手（有条件时戴上防护手套），用清水或肥皂液清洗伤员伤口周围皮肤，再用干净柔软的纱布或毛巾将伤口周围擦干。

（2）皮肤表面创伤或擦伤应使用干净的水冲洗，最好是用自来水，因为水管中的自来水具有一定水压，有利于清洗干净伤口表面的污染物。

（3）消毒创面后用创可贴或干净的纱布、手绢包扎伤口。（注意：不要用药棉或有绒毛的布直接覆盖住伤口。）

（三）严重出血的止血方法

1. 直接压迫止血法

最直接、快速、有效、安全的止血方法，可用于大部分外出血的止血。主要操作步骤和规范如下（图 4.2）。

（1）乘务救护员快速检查伤员伤口内有无异物，如有表浅小异物则使用干净的镊子取出。

（2）选取干净、大小与出血部位相适应、厚度与出血量相适应的敷料覆盖到伤口上，敷料大小须超出创面边缘 3~5 cm。

（3）用手掌持续用力压迫敷料进行直接压迫止血。

（4）如果敷料被血液湿透，不要更换，再取新的敷料在原有敷料上覆盖，继续压迫止血。

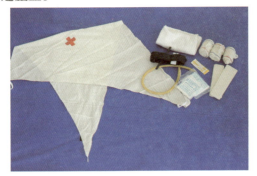

图 4.1　常见的外出血止血材料

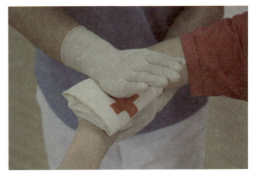

图 4.2　直接压迫止血法

2. 加压包扎止血法

在直接压迫止血的同时，可再用绷带（或三角巾）进行加压包扎止血。

（1）加压包扎时，压迫伤口的敷料应超过伤口周边至少 3cm。

（2）要根据不同的出血部位选择不同的包扎方法，在能够有效止血的前提下，松紧度需适宜。

（3）包扎后检查肢体末端血液循环，如包扎过紧影响血液循环，应重新包扎。

3. 止血带止血法

当伤及四肢上的大动脉导致大出血时，常用的直接压迫止血法和加压包扎止血法无法有效止血，这时救护人员可以采用止血带止血法，但使用该方法的救护人员必须接受过专门的急救训练。如果是在客舱内使用止血带止血法，救护员可以利用急救箱内配备的橡皮管止血带作为工具，也可快速寻找布带作为工具。

（1）止血带止血的注意事项：

①上止血带前，应先将伤肢抬高，促使静脉血液回流，以减少血液流失。

②上肢出血，止血带应结扎在上臂的上 1/3 处，下肢结扎应在大腿中上部。

③结扎止血带前，应用衬垫保护好结扎处的皮肤。

④止血带宽度适宜，以四横指宽为宜。严禁使用细铁丝、电线、细绳等材料制作止血带。

⑤止血带松紧度要适度，以伤口停止出血、远端脉搏消失为宜。

⑥结扎止血带时间一般不超过 2 小时，且每隔 40~50 分钟需放松 2~3 分钟，松解时可压迫伤口止血，重新结扎的位置应比原结扎部位稍低。

（2）橡皮管止血带止血：

使用急救箱内配备的橡皮管止血带操作时，在准备结扎的部位加好衬垫，救护员用左手拇指与食、中指拿好止血带的一端（A 端）约 10 cm 处，右手拉紧止血带缠绕伤侧肢体连同救护员左手食、中指两周，同时压住止血带的 A 端；然后将止血带的另一端（B 端）用左手食、中指夹紧，抽出手指时由食指、中指夹持 B 端从两圈止血带下拉出一半，使其成为一个活结。如果需要松止血带，只要将尾端拉出即可（图 4.3）。

橡皮管止血带止血实操演示

（3）布带止血带止血：

紧急情况下，救护员应就地取材，利用丝巾、领带、衣服、三角巾等材料作为布带止血带。但是布带止血带缺乏弹性，止血效果差，如果过紧还容易造成肢体损伤或缺血坏死，因此，使用时间不宜过长，尽早更换为止血敷料（图 4.4）。

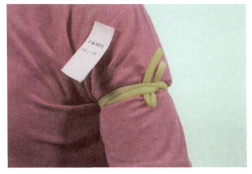
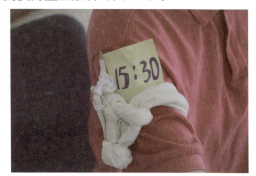

图 4.3　橡皮管止血带止血　　　　　　图 4.4　布带止血带止血

①将三角巾或其他布料折叠成约 5cm 宽平整的条状带。

②如上肢出血，在上臂的上 1/3 处（如下肢出血，在大腿的中上部）垫好衬垫（可用绷带、毛巾、平整的衣物等）。

③用折叠好的条状带在衬垫上绕肢体一周，两端向前拉紧，打一个活结（也可先将条状带的中点放在肢体前面，平整地将带的两端向后环绕一周作为衬垫，交叉后向前环绕第二周，并打一活结）。

布带止血带止血实操演示

④将一绞棒（如铅笔、筷子、勺把、竹棍等）插入活结的外圈内，然后提起绞棒旋转绞紧至伤口停止出血为止。

⑤将棒的另一端插入活结的内圈固定（或继续打结将绞棒的一端固定）。

⑥结扎好止血带后，在明显的部位注明结扎止血带的时间。

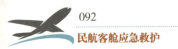

任务活动 2　大出血的止血与包扎处理

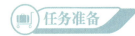

1. 全班同学分成若干个小组（5~6 人一组），各小组选拔组长 1 名，并选取团队名称（表4.3）。

表 4.3　学生分组信息表

班级		组号		指导老师	
组长		学号			
组员	姓名	学号	姓名	学号	

2. 复习创伤止血的基本方法。

3. 准备好止血、三角巾包扎所需的材料工具。

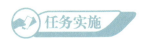

1. 小组讨论：根据所选的四肢部位大出血伤情，讨论分析恰当的止血方法。

2. 情境表演：根据伤情设计情境表演剧本，表演时需展示伤情发生原因、客舱救护流程、止血包扎过程等。

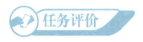

请根据以下评价标准对任务完成情况进行评价（表 4.4）。

表 4.4　四肢大出血止血包扎工作任务评价表

姓名		学号		分值	自评得分
评价项目		评定标准			
学习态度		课堂表现良好，按时保质完成任务		10	
合作能力		积极配合小组成员完成任务		10	
救护准备		确保救护环境安全，做好戴手套、消毒等自我保护措施；安慰伤者，将伤者置于适当体位；启动客舱标准救护流程		15	
检查受伤部位		检查或口述伤口有无异物		5	
直接压迫止血		由救护员实施或救护员指导伤者自行用敷料压在伤口上并施加力。无直接压迫止血或只放敷料，没有施加压力，为不合格		10	
保证敷料清洁		保证敷料清洁（若敷料落在地上，需更换敷料）		5	
止血带止血		部位准确、材料适宜、符合止血带止血标准		20	
三角巾包扎方法		四肢止血的三角巾包扎方法正确		5	
包扎松紧适度		包扎过紧（严重影响血液循环）或过松（不能有效固定敷料及保持足够压力），为不合格		5	

续表

姓名		学号		分值	自评得分
评价项目	评定标准				
承托伤肢	若需要，选用正确悬臂带承托伤肢			5	
观察伤肢及伤员	检查伤肢末梢血液循环、运动及感觉			5	
情境表演	表演完成度高			5	
合计				100	
综合评价	小组自评（20%）	小组互评（30%）	教师评价（50%）	综合得分	

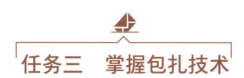

任务三　掌握包扎技术

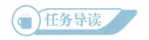

一、概述

包扎的目的是快速止血，保护伤口，减少感染，减轻疼痛，有利于运转伤病员和进一步的治疗。

（一）包扎要求

（1）尽可能戴上医用手套做自我防护。

（2）脱去或剪开衣服，暴露伤口，仔细检查伤口的位置、大小、深度、污染程度、有无异物及何种异物。

（3）加盖大小、厚度适中的敷料封闭伤口，防止污染。

（4）包扎动作要快、准、轻，伤口包扎要牢固，松紧适度。无手指、足趾末端损伤者，包扎时要暴露肢体末端，以便观察末梢血液循环。

（5）较大、较深的伤口不要用水冲洗，不涂抹消毒剂和其他药物；异物刺入机体深处时不要随意拔出，机体组织暴露后不要随意回纳。

（二）包扎材料

（1）创可贴：创可贴有各种大小不同规格，弹力创可贴适用于关节部位损伤。

（2）绷带：绷带用长条纱布制成，长度和宽度有多种规格，常用的有宽 5 cm、长 600 cm 和宽 8 cm、长 600 cm 两种。纱布绷带有利于伤口渗出物的吸收，高弹力绷带适用于关节部位损伤的包扎。

（3）就地取材：干净的衣物、毛巾、床单、领带、围巾等均可作为临时的包扎材料。

（4）胶布：具有多种宽度，呈卷状，用于固定绷带、敷料。

（5）三角巾：用边长为 1 m 的正方形棉布或纱布，将其对角剪开即分成两块三角巾，90° 角为顶角，其他两个角为底角，外加的一根带子为顶角系带，斜边为底边（图 4.5）。

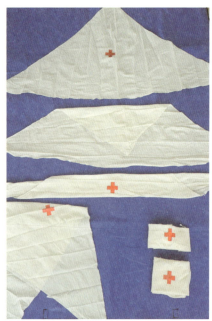

二、包扎方法

（一）绷带包扎

1. 环形法

此法是绷带包扎中最常用的，适用肢体粗细较均匀处、长度较短的伤口的包扎（图4.6）。

（1）伤口用无菌或干净的敷料覆盖，固定敷料。

（2）将绷带打开，一端稍作斜状环绕第一圈，将第一圈斜出一角压入环形图内，环绕第二圈。

（3）加压绕肢体环形缠绕4~5层，每圈盖住前一圈，绷带缠绕范围要超出敷料边缘。

图 4.5 三角巾的各式叠法

绷带环形包扎
法实操演示

（4）最后用胶布粘贴固定，或将绷带尾端从中央纵行剪成两个布条，两布条先打一结，然后再缠绕肢体打结固定。

2. 回返包扎

用于头部、肢体末端或断肢部位的包扎（图4.7）。

（1）用无菌或干净的敷料覆盖伤口。

（2）先环形固定两圈，固定时前方齐眉，后方达枕骨下方。

（3）左手持绷带一端于头后中部，右手持绷带卷，从头后方向前到前额。

（4）然后再固定前额处绷带向后反折。

（5）反复呈放射性反折，直至将敷料完全覆盖。

（6）最后环形缠绕两圈，将上述反折绷带固定。

绷带回返包扎
法实操演示

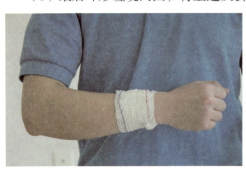

图 4.6 绷带环形包扎法

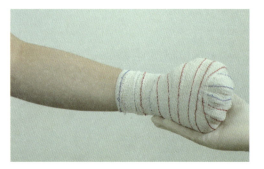

图 4.7 绷带回返包扎法

3. "8" 字包扎

手掌、手背、踝部和其他关节处伤口选用"8"字包扎（图4.8）。

（1）用无菌或干净的敷料覆盖伤口。

（2）包扎手时从腕部开始，先环形缠绕两圈。

（3）然后经手和腕"8"字形缠绕。

（4）最后绷带尾端在腕部固定。

（5）包扎关节时绕关节上下"8"字形缠绕。

4. 螺旋包扎

适用于粗细相等的肢体、躯干部位的包扎（图4.9）。

（1）用无菌的或干净的敷料覆盖伤口。

（2）先环形缠绕两圈。

（3）从第三圈开始，环绕时压住前一圈的 1/2 或 1/3。

（4）最后用胶布粘贴固定。

5. 螺旋反折包扎

用于肢体上下粗细不等部位的包扎，如小腿、前臂等（图4.10）。

（1）先用环形法固定始端。

（2）螺旋方法每圈反折一次，反折时，以左手拇指按住绷带上面的正中处，右手将绷带向下反折，向后绕并拉紧。

（3）反折处不要在伤口上。

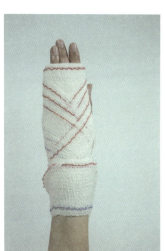

图 4.8　绷带 "8" 字包扎法

绷带 "8" 字包扎法实操演示

绷带螺旋包扎法实操演示

绷带螺旋反折包扎法实操演示

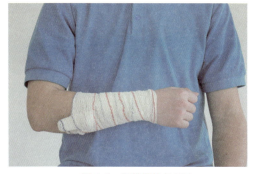
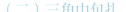

图 4.9　绷带螺旋包扎法　　　　　　　图 4.10　绷带螺旋反折包扎法

（二）三角巾包扎

1. 四肢包扎（图 4.11）

三角巾四肢包扎适用于四肢的加压包扎止血、四肢外伤。

（1）将大小、厚度适宜的敷料盖在伤口处。

（2）将三角巾叠成布带状，宽度要能完全覆盖住敷料为准。

（3）沿敷料对角线方向将三角巾斜放在上面，上下两端分别回绕将敷料完全覆盖。

（4）调整松紧度，避开伤口打结固定。

2. 头部包扎

头部帽式包扎，适用于头顶部外伤（图4.12）。将三角巾的底边折叠成 1~2 横指宽，边缘置于伤员前额齐眉处，顶角向后。三角巾的两底角经两耳上方拉向头后部枕骨下方交叉并压住顶角。再绕回前额齐眉打结。顶角拉紧，折叠后掖入头后部交叉处内。

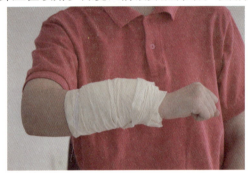
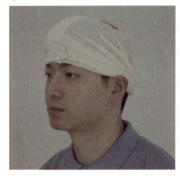

图 4.11　三角巾四肢包扎法　　　　图 4.12　三角巾头部帽式包扎法

3. 眼部包扎

适用于单眼或双眼外伤（图4.13a、图4.13b）。将三角巾折叠成三指宽带状，中段放在头后枕骨上部。两旁分别从耳上拉向眼前，在鼻梁处交叉。再持两端分别从耳下拉向头后枕下部打结固定。如机舱急救箱内配备有制式眼罩，可以使用眼罩保护眼部后再进行包扎。

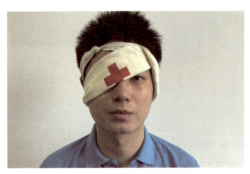
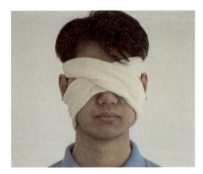

图 4.13a　三角巾单眼包扎法　　　　图 4.13b　三角巾双眼包扎法

4. 颈部包扎

适用于颈部外伤或出血，敷料盖住伤口后，用三角巾叠成带状完全盖住敷料，两端拉至对侧腋下（适用于出血量小的情况），或让对侧上臂紧贴头部后拉至对侧上臂外侧（适用于出血量大的情况），拉紧施加适当压力后打结固定（图4.14）。

5.肩部包扎

（1）单肩包扎：适用于一侧肩部外伤（图4.15）。将三角巾折叠成燕尾状，燕尾夹角约90°，大片在外压住小片，放于肩上；燕尾夹角对准伤侧颈部；燕尾底边两角包绕上臂上部1/3并打结；拉紧燕尾角，分别经胸、背部至对侧腋前或腋后打结。

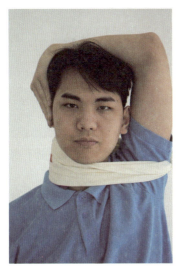
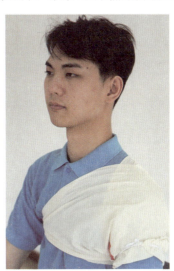

图4.14　三角巾颈部包扎法　　　　图4.15　三角巾单肩包扎法

（2）双肩包扎：适用于双侧肩部外伤（图4.16）。将三角巾折叠成燕尾状，燕尾夹角约100°，披在双肩上，三角巾燕尾夹角对准颈后正中部。燕尾角过肩，由前向后包肩于腋前或腋后，与燕尾底边打结。

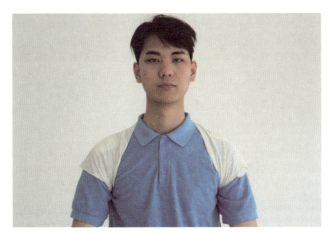

图4.16　三角巾双肩包扎法

6. 胸部包扎

（1）单胸包扎：适用于一侧胸部外伤（图4.17a、图4.17b）。将三角巾的顶角过伤侧的肩于背后，三角巾的底边正中位于伤部下侧。将底边两端绕下胸部至背后打结，然后将巾顶角的系带穿过三角底边与其固定打结。一侧背部外伤包扎方法与胸部包扎相似，只是前后相反。

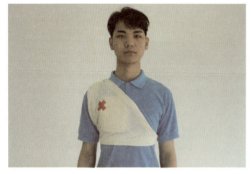 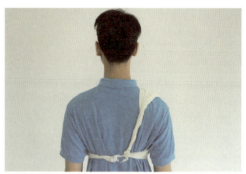

图 4.17a　三角巾单胸包扎法（正面）　　　　图 4.17b　三角巾单胸包扎法（反面）

（2）全胸包扎：适用于整个胸部外伤（图4.18a、图4.18b）。将三角巾折叠成燕尾状，燕尾夹角约100°，置于胸前，夹角对准胸骨上凹，两燕尾角过肩于背后，将燕尾顶角系带围胸，与底边在背后打结。将一燕尾角系带拉紧绕横带后上提，再与另一燕尾角打结。整个背部外伤包扎时，把燕尾巾调到背部即可。

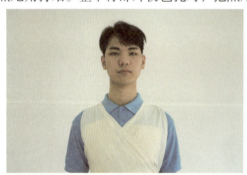 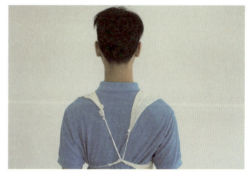

图 4.18a　三角巾全胸包扎法（正面）　　　　图 4.18b　三角巾全胸包扎法（反面）

7. 臀部（腹部）包扎

（1）单侧臀部包扎：适用于单侧臀部外伤（图4.19）。将三角巾折叠成燕尾状，燕尾夹角约60°朝下对准外侧裤线；伤侧臀部的大片在外压住小片；顶角与底边中央分别过腹腰部到对侧打结；两底角包绕伤侧大腿根打结。

单侧腹部外伤包扎时将三角巾的大片置于伤侧腹部，压住后面的小片，其余操作方法与单侧臀部包扎相同。

（2）全腹包扎：适用于整个腹部外伤（图4.20）。三角巾底边向上，顶角向下横放在腹部；两底角围绕到腰部后打结；顶角由两腿间（避开正中）拉向后面与两底角连接处打结。

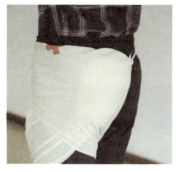
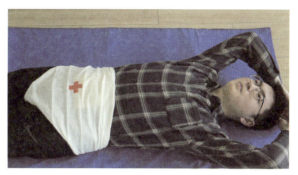

图 4.19　三角巾单侧臀部包扎法　　　　　图 4.20　三角巾全腹包扎法

（3）双臀包扎：适用于两侧臀部外伤。将两条三角巾的顶角结连一起，放在双臀缝的稍上方；把上面两底角由背后绕到腹前打结，下面两底角分别到大腿内侧向前拉，在腹股沟处部与三角巾底边作一假扣结上。

8. 手（足）包扎

此方法适用于手（足）外伤（图4.21）。将手（足）置于三角巾上，指（趾）尖朝向顶端，把上顶角折起，包在手（足）背上，将左右两角交叉，向上拉到手腕（足踝）的两面，最后缠绕打结。若遇到外伤需要包扎，一时找不到三角巾或绷带时，可按部位不同就地取材，利用毛巾、手帕、衣服或帽子等物品代替进行包扎。

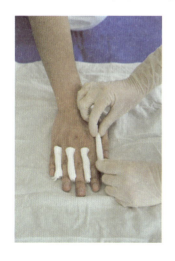
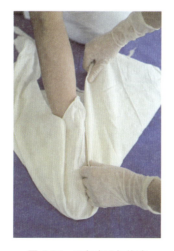
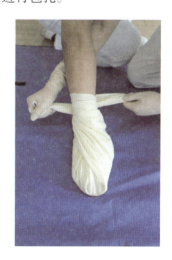

图 4.21　三角巾手包扎法

三角巾展开，手指或足趾间对向三角巾的顶角。手掌或足平放在三角巾的中央。指缝或趾缝间插入敷料。将顶角折回，盖于手背或足背。两底角分别围绕到手背或足背交叉。再在腕部或踝部围绕一圈后在腕部背侧或踝部前方打结。

9. 膝部（肘部）带式包扎

此方法适用于膝部（肘部）处外伤（图4.22）。三角巾折叠成适当宽度的带状，将中段斜放于伤部，两端向后交叉缠绕，返回时分别压于中段上下两边，包绕肢体一周在肢体外侧打结。

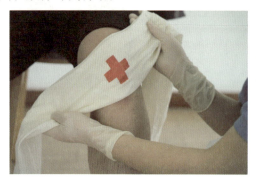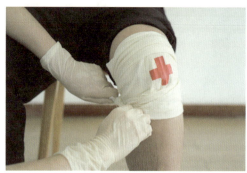

图4.22 三角巾膝部包扎法

10. 悬臂带

（1）小悬臂带：用于上臂骨折及上臂、肩关节损伤（图4.23）。三角巾折叠成适当宽的条带，中央放在前臂的下1/3处或腕部，一底角放于健侧肩上，另一底角放于伤侧肩上，两底角绕颈在颈侧方打结，将前臂悬吊于胸前。

（2）大悬臂带：用于前臂、肘关节等损伤（图4.24）。三角巾顶角对着伤肢肘关节，一底角置于健侧胸部过肩于背后，伤臂屈肘（功能位）放于三角巾中部，另一底角包绕伤臂反折至伤侧肩部，两底角在颈侧方打结，顶角向肘部曲折，用别针固定或卷紧后掖入肘部，也可将顶角系带绕背部至对侧腋前线与底边相套，将前臂悬吊于胸前。

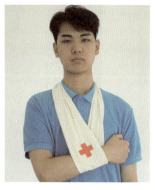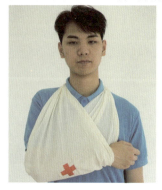

图4.23 三角巾小悬臂带包扎法　　图4.24 三角巾大悬臂带包扎法

任务活动 3　绷带与三角巾包扎

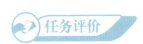
工作任务

1. 选择前臂或小腿，进行创伤的绷带螺旋反折包扎。
2. 进行头部创伤三角巾包扎。

任务准备

1. 全班同学按两两一组分组，轮流扮演乘务急救员和伤员，进行操作练习。
2. 复习绷带包扎、头部三角巾包扎基本方法。
3. 准备好绷带、三角巾、敷料等包扎所需的材料工具。

任务实施

根据伤情设计情境表演剧本，表演时需展示伤情发生原因、客舱救护流程、包扎过程等。

任务评价

请根据以下评价标准对任务完成情况进行评价（表4.5）。

表 4.5　绷带与三角巾包扎工作任务评价表

姓名		学号		分值	自评得分
评价项目	评定标准			分值	自评得分
学习态度	课堂表现良好，按时保质完成任务			10	
合作能力	积极配合小组成员完成任务			10	
救护准备	确保救护环境安全，做好戴手套、消毒等自我保护措施；安慰伤者，将伤者置于适当体位；启动客舱标准救护流程			15	
检查受伤部位	检查或口述伤口有无异物			5	
保证敷料清洁	保证敷料清洁（若敷料落在地上，需更换敷料）			5	
绷带包扎	符合绷带螺旋反折包扎相应标准			15	
头部三角巾包扎	符合头部三角巾包扎相应标准			15	
包扎方法	四肢止血的包扎方法正确			5	
包扎松紧适度	包扎过紧（严重影响血液循环）或过松（不能有效固定敷料及保持足够压力），为不合格			5	
承托伤肢	若需要，选用正确悬臂带承托伤肢			5	
观察伤肢及伤员	检查伤肢末梢血液循环、运动及感觉			5	
情境表演	表演完成度高			5	
合计				100	
综合评价	小组自评（20%）	小组互评（30%）	教师评价（50%）	综合得分	

任务四 掌握骨折固定技术

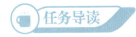

一、固定方法

（一）锁骨骨折

现场可用两条三角巾，对伤肢进行固定。一条三角巾悬吊衬托伤侧肢体，另一条三角巾折叠成宽带在伤肢时上方将其固定于躯干。如无三角巾可用围巾代替，或用自身衣襟反折固定（图 4.25）。

（二）上肢骨折

1. 上臂骨折

（1）夹板固定法：两块夹板（夹板接触皮肤侧，放衬垫），一块放在上臂外侧，从肘部到肩部，另一块放于上臂内侧，从肘部到腋下。如果只有一块夹板，则置于上臂的外侧；用绷带或三角巾固定骨折上下两端，屈肘位，小悬臂带悬吊前臂；露出指端以便观察末梢血液循环（图 4.26）。

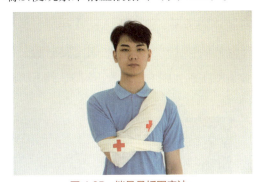

图 4.25 锁骨骨折固定法

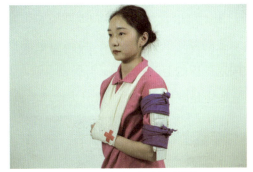

图 4.26 上臂骨折夹板固定法

（2）躯干固定法：现场无夹板或其他可利用物时，可将伤肢固定于躯干（图 4.27）。

伤员屈肘位，大悬臂带悬吊伤肢；伤肢与躯干之间加衬垫；用宽带（超骨折上下两端）将伤肢固定于躯干；检查末梢血液循环。

注意：上臂下段骨折不宜用夹板固定，因为会增加血管神经损伤的机会。直接用三角巾或围巾等将上肢固定于躯干，指端露出以便检查末梢血液循环（图4.28）。

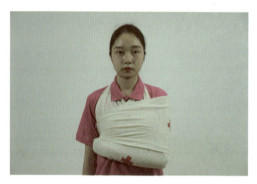

图4.27　上臂骨折躯干固定法

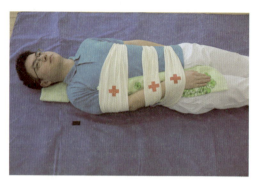

图4.28　上臂下段骨折固定法

前臂骨折夹板
固定法实操

2. 前臂骨折

将夹板分别置于前臂的外侧、内侧，加垫用三角巾或绷带捆绑固定；屈肘位，大悬臂带将伤肢悬吊于胸前；指端露出，检查末梢血液循环（图4.29）。

没有夹板时，可用客舱内的杂志垫于前臂下方或外侧超肘关节和腕关节，用布带捆绑固定，再屈肘位，大悬臂带将伤肢悬吊于胸前；或用衣服托起伤肢，将伤肢固定于躯干。

下肢骨折健肢
固定法实操

（三）下肢骨折

民航客舱内下肢骨折常用健肢固定法进行固定处理（图4.30、图4.31）。

用三角巾或其他材料做成四条宽带自健侧肢体的膝下、踝下穿入；在两膝、两踝及双腿间隙之间垫好衬垫；再将固定带打结在健侧肢体上，把双下肢固定在一起，依次固定骨折的上、下两端，再固定小腿（大腿骨折时）或大腿（小腿骨折时）；再用"8"字法固定足踝；最后趾端露出，检查末梢血液循环。

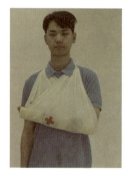

图4.29　前臂骨折夹板固定法

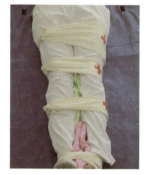

图4.30　大腿骨折健肢固定法

（四）脊柱骨折

脊柱常因直接暴力或间接暴力引起损伤，造成骨折或脱位。若伤员主诉脊柱部分的某处疼痛，或进行伤情检查时脊柱某部分有压痛感，或身体某部分以下失去知觉，应高度怀疑有脊柱损伤。若发生脊柱骨折的伤病员被随意挪动或不当处理，极易造成脊髓及马尾神经损伤，常导致截瘫和大小便失禁。

因此，现场应当谨慎处理，非专业人员没有经过严格培训，不主张移动伤员；同时，客舱内缺乏脊柱骨折固定必要的颈托、脊柱板等固定用具，客舱环境狭小、人员密集，若机上人员发生脊柱骨折的伤情，乘务员不宜随意处理，应保护好伤员，观察生命体征，避免其随意挪动或翻身，等候专业人员及器材进入客舱后进行救护。

（五）骨盆骨折

航空器撞击、坠落或被高处行李架物品落下砸伤时可能造成骨盆骨折。骨盆骨折常合并内脏损伤，因骨盆血运丰富，骨折后易发生大出血，现场救护时伤员需仰卧位，用三角巾或代用品（衣服、床单、桌布等）自伤员腰下插入后向下抻至臀部，将伤员双下肢屈曲，膝间加衬垫，固定双膝，三角巾由后向前包绕臀部捆扎紧，在下腹部打结固定，膝下垫软垫，随时观察伤员生命体征（图4.32）。

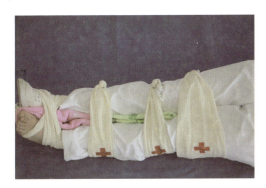
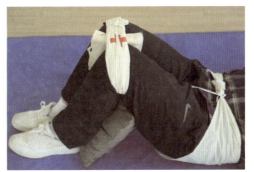

图 4.31　小腿骨折健肢固定法　　　　图 4.32　骨盆骨折固定法

二、脱臼与扭伤

脱臼又称关节脱位，因外力或其他原因造成关节的上下两个骨端偏离了正常的位置，即关节头突出于关节窝之外。受伤可造成脱臼，以肩、肘、下颌及手指关节最易发生脱位。

扭伤是指过度活动使四肢关节或躯体部的软组织（如肌肉、肌腱、韧带、血管等）

损伤，而无骨折、脱臼、皮肉破损等情况，多发于腰、踝、膝、肩、腕、肘、髋等部位。

脱臼和扭伤有时与骨折同时发生，受伤的部位出现肿胀、疼痛、畸形、活动受限等，在现场不易区分。发生扭伤和脱臼时的救护方法如下：

（1）扶伤员坐下或躺下，尽量舒适。

（2）不要随意搬动或揉受伤的部位，以免加重损伤。

（3）用毛巾浸冷水或用冰袋冷敷肿胀处30分钟左右，可减轻症状。

（4）按骨折固定的方法固定伤处。在肿胀处可用厚布垫包裹，用绷带或三角巾包扎固定时应尽量宽松。

（5）在可能的情况下垫高伤肢，有利于缓解肿胀。

（6）每隔10分钟检查一次伤肢远端血液循环，若循环不好，应及时调整包扎。

（7）不要喂伤员饮食，以免影响可能需要的手术麻醉。

（8）落地后尽快送伤员到医院检查治疗。

任务活动 4　固定

工作任务

1. 进行前臂骨折夹板固定操作。
2. 进行大腿骨折健肢固定操作。

任务准备

1. 全班同学分成若干个小组（5~6人一组），各小组选拔组长1名，并选取团队名称（表4.6）。

表 4.6　学生分组信息表

班级		组号		指导老师	
组长		学号			
组员	姓名	学号	姓名	学号	

2. 复习四肢骨折固定的基本方法和注意事项。

3. 准备好四肢骨折固定所需的材料工具。

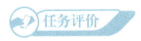

根据伤情设计情境表演剧本，表演时需展示伤情发生原因、客舱救护流程、骨折固定过程等。

任务评价

请根据以下评价标准对任务完成情况进行评价（表 4.7）。

表 4.7　骨折固定工作任务评价表

姓名		学号		分值	自评得分
评价项目	评定标准			分值	自评得分
学习态度	课堂表现良好，按时保质完成任务			10	
合作能力	积极配合小组成员完成任务			10	
救护准备	确保救护环境安全，做好戴手套、消毒等自我保护措施；安慰伤者，将伤者置于适当体位；启动客舱标准救护流程			15	
检查骨折部位	检查伤处、血液循环、运动及感觉			5	
使用衬垫	正确使用衬垫			5	
伤肢固定	前臂骨折夹板的长度应超过骨折处的上下关节			15	
	先固定骨折的上端（近心端），再固定下端（远心端）			10	
	绑带不得系在骨折处，系在骨折处，不得分			10	
	固定后，上肢为屈肘位，下肢为伸直位，否则不合格			10	
	检查伤肢末梢血液循环、运动及感觉			5	
情境表演	表演完成度高			5	
合计				100	
综合评价	小组自评（20%）	小组互评（30%）	教师评价（50%）	综合得分	

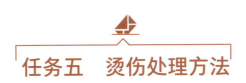

任务五　烫伤处理方法

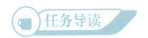

烫伤是指由于热液（沸水、沸汤、沸油）、蒸汽等所引起的组织损伤（主要是皮肤），属于热力烧伤的一种。多为生活中的突发意外事件，具有起病时间急、病情变化快、风险性大等特点。在飞机飞行的过程中如有乘客发生烫伤，乘务员及时正确的处理，不仅可以减轻受伤乘客损伤程度，降低瘢痕增生、感染等并发症的发生率，还与受伤乘客后期的转归有着紧密联系。

一、烫伤深度估计

烫伤深度估计方法较多，目前国际上普遍采用的是三度四分法（表4.8）。

表4.8　各度烫伤的临床鉴别方法

深度		损伤深度	外观特点及临床体征	感觉	拔毛实验	温度	创面愈合过程
Ⅰ度（红斑性）		伤及角质层、透明层、颗粒层等，基底层健在	局部似红斑。轻度红、肿、热、痛、无水疱，干燥，无感染	微过敏，常为烧灼感	痛	微增	2~3 天内症状消退，3~5天痊愈，脱屑，无瘢痕
Ⅱ度（水疱性）	浅Ⅱ度	伤及基底层，甚至真皮乳头层	水疱较大，去表皮层后创面湿润，创底艳红、水肿	剧痛、感觉过敏	痛	增高	如无感染，1~2 周痊愈，不留瘢痕
	深Ⅱ度	伤及真皮网状层	表皮下积薄液，或水疱较小，去表皮后创面微湿，发白，有时可见许多红色小点或细小血管，水肿明显	剧痛，感觉迟钝	微痛	局部温度略低	一般 3~4 周愈合，可遗留瘢痕
Ⅲ度（焦痂性）		伤及全皮层，甚至皮下脂肪、肌肉、骨骼	创面苍白或蜡黄、干燥、缺乏弹性，呈焦灼状或炭化，多数部位可见粗大栓塞的静脉	疼痛消失、感觉迟钝	不痛、易拔除	局部发凉	3~4 周焦痂脱落，需植皮修复，遗留瘢痕、畸形

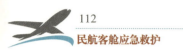

二、烫伤的急救处理

《国际烧伤协会烧伤救治实践指南》提出，急救是从事故现场第一响应者开始，到医疗机构接收患者并完成初步治疗。有针对性的急救知识在全球范围内都是缺乏的，有必要继续开展公共教育，以提高急救知识的普及和急救响应行动的能力。

（一）现场急救

对烫伤乘客进行现场急救是烫伤救治的关键环节，乘务员的急救方法是否得当直接影响受伤乘客后续的治疗和预后。烫伤损伤的面积和深度，除烫伤因子自身的强度外，另一重要因素取决于它作用于人体的范围和持续时间的长短。作用范围广则烫伤面积大，持续时间长则烫伤深度深。因此当乘客受伤后，迅速脱离致伤源并进行必要的急救，是现场急救的基本原则。

1. 迅速脱离致伤因素

将伤员迅速从潜在的热源移开，同时第一响应者应注意自身和旁观者的人身安全。尽快脱去被热液浸渍的衣物及配饰，必要时剪开衣服以防撕脱皮肤，避免衣服上的热液继续作用，使创面加大、加深及肢体肿胀后配饰束缚，阻碍血液循环。

2. 冷疗

冷水冲洗、浸泡及冷敷是处理烫伤最有效的手段。冷疗开始时间越早越好，6 小时内冲洗都有效。适宜水温尚无定论，根据患者的耐受情况调节，现场可用自来水或清洁水冲泡冷疗。冷疗时间至少 15~30 分钟或持续到冷疗停止不再有明显疼痛为止。冷疗的作用如下：

迅速降温：减少热力向组织深层传导，减轻烫伤深度。

清洁创面：冲洗可以带走创面的杂质及污物，达到清洁作用。

减轻疼痛肿胀：降低暴露的神经末梢痛觉敏感性；收缩血管，减少创面血流，减轻渗出及肿胀程度，有良好的止痛效果，因此烫伤现场急救十分强调冷疗的重要性。老人和小儿冷疗时注意保暖，冷疗不适用于大面积烫伤患者。不推荐使用冰块或冰水冷疗，会加剧血管痉挛，导致组织缺血和疼痛，加深烫伤。

3. 伤情评估

脱离致伤因素后，空勤人员应快速评估患者烫伤面积、深度及烫伤部位，年龄、有无合并基础疾病及并发症。当成人烫伤总面积＞ 20% 体表总面积（Total Body Surface Area，TBSA）或儿童烫伤总面积＞ 10%TBSA 时，应正规使用含盐溶液进行液体复苏，如乘客无恶心、呕吐等胃肠道不适反应，可口服烧伤饮料（1000 mL 饮用水 +3 g 食盐 +1.5 g 小苏打 +10 g 糖）或含盐饮料（如苏打水或运动饮料）补充液体，但不宜单纯大量饮用白开水，以免引起水中毒及急性胃扩张，出现恶心、呕吐、腹胀等不适反应。如致伤因素系蒸汽烫伤，且烫伤部位是颜面颈部时，要警惕伴有吸入性损伤，应给予半卧位，吸氧，密切观察呼吸情况及精神状态，尽早送医检查治疗。对＜ 10%TBSA 的浅度烫伤可在烧伤或普通外科治疗，但是面部、手部、会阴和关节等特殊部位深度烫伤需要在烧伤专科治疗。

4. 急救注意事项

（1）现场急救人员必须沉着、冷静，有组织地协调工作，不可忙乱。

（2）受伤部位不要涂抹有颜色的药物（如红汞、甲紫等）或用油脂敷料覆盖，以免影响后续对创面深度的判断及处理。一般可用吸水厚敷料包扎或清洁被单包裹保护创面。水疱不要弄破，也不要将腐皮撕掉，以减少创面受污染的机会。

（3）不可直接脱掉衣物，避免撕裂烫伤后的水疱，正确做法是用剪刀小口剪开，露出受伤皮肤。同时注意，不要用毛巾擦拭创面，如果有污物时，可用湿纱布或棉签轻轻地蘸。

（二）烫伤创面处置

乘客烫伤后，应注意对烫伤部位保护，防止创面污染和继发感染，减轻暴露的神经末梢引起的疼痛，避免转运时再次损伤。烫伤处理原则如下：Ⅰ度烫伤保持创面清洁，减轻疼痛（冷疗，消毒，无菌纱布包扎）。浅Ⅱ度烫伤防止感染，减轻疼痛，促进创面愈合（冷疗，消毒，水疱处理，外用抗菌药物及生长因子软膏，无菌纱布包扎）。深Ⅱ度烫伤防止感染，保护残留上皮组织，清除坏死组织，促进创面愈合，减少瘢痕形成（冷疗，消毒，清创坏死组织，外用抗菌药物、生长因子软膏及新型敷料，无菌纱布包扎）。Ⅲ度烫伤防止感染，尽早去除坏死组织，早日封闭创面（暴露创面、及早手术治疗）。

1. 消毒

有条件的情况下，用碘伏消毒或等渗外用生理盐水冲洗烫伤部位，以去除异物及污染物质，最后用无菌纱布轻轻拭干创面。如条件特殊，现场无消毒用物，可不需消毒，根据患者烫伤面积大小，使用现场可得的纱布敷料、三角巾、中单或清洁被单、衣服等直接简单包扎即可。不能使用酒精消毒创面。

2. 水疱处理

Ⅱ度烫伤，水疱应尽量保留，它可保护创面，若水疱皮已被污染、碎裂、脱离，则易感染，应将其移除。小水疱一般可不予处理，待自行吸收，大水疱可用无菌注射器抽出疱液，或在水疱低位处剪口引流。保留疱皮可减少创面水分蒸发，减轻疼痛，保护创面避免外界细菌污染造成感染。较深的深Ⅱ度及Ⅲ度烫伤的表面坏死表皮应去除。

3. 包扎

包扎是用无菌敷料包扎创面，使之与外界隔离，以保护创面，减轻疼痛。保温和保湿敷料是首选，同时做到保温保湿效果更好；若条件有限，至少要做到保湿。包扎时应均匀加压，不宜太紧，以免影响肢体血液循环，或在躯干时影响进食、呼吸。但也不宜太松，致敷料松脱创面外露。包扎肢体时，应从远端开始，伤肢远端即使没有烫伤也要一并包扎，以免肢体远端肿胀。但指（趾）末节应外露以便于观察血运。包扎后的肢体应抬高，可促进血液回流，减轻肿胀、疼痛等不适反应。

4. 止痛

烫伤后患者都有不同程度的疼痛和烦躁，可酌情给予止痛。应由专业医务人员给予肌内注射或静脉使用止痛镇静药物。

（三）转运

符合下列条件之一需考虑住院治疗：烫伤总面积＞10%TBSA的≤70岁成年烫伤患者或烫伤总面积＞5%TBSA的≤3岁烫伤患儿或＞70岁烫伤患者；特殊部位烫伤，如面部、颈部、呼吸道、会阴部、手、足及关节等；发热（＞38℃）并伴有并发症者。小面积烫伤乘客，门诊换药治疗。烫伤现场急救流程图（图4.33），如15~20分钟能到达医院，可权衡利弊，选择合适的转运工具，及时运送乘客至专科医院治疗。转运途中注意保暖和抬高肢体，伴有吸入性损伤乘客宜半卧体位，吸氧，各类管路应妥善固定，保持通畅，避免滑脱。

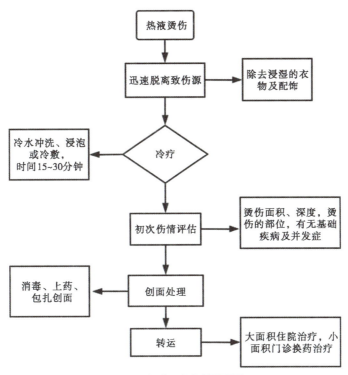

图 4.33　烫伤现场急救流程图

任务活动 5　掌握客舱烫伤的急救处理方法

1.全班同学分成若干个小组（5~6 人一组），各小组选拔组长 1 名，并选取团队名称（表 4.9）。

表 4.9　学生分组信息表

班级		组号		指导老师	
组长		学号			
组员	姓名	学号	姓名	学号	

2. 复习飞行过程中乘客烫伤后面积及深度的评估及鉴别方法、烫伤现场的急救处理及注意事项等理论知识。

3. 小组分工合作，以飞行过程中乘客烫伤后创面处置方法为依据，列举每一处置步骤常用用物及药物名称 2~3 种。

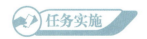

1. 案例展示

2022 年四川航空 DR5013 成都—哈尔滨航班上，一名 5 岁乘客在吃泡面时不慎打翻泡面桶，被烫伤前胸及腹部，哭闹不止，机组人员第一时间前往查看，其受伤部位大片发红，散见小水泡分布，随即携其至卫生间，用自来水冷敷创面，给予简单包扎处理。

案例一

情况紧急，机组立即通过卫星电话将这一情况通报公司 AOC（运行控制中心），四川航空迅速启动四级蓝色应急响应，公司相关部门紧急集结应急指挥中心进行处置，同时联系秦皇岛机场、空管等单位协同处理，并向上级主管部门汇报。

案例二

12 时 20 分，DR5013 航班落地秦皇岛机场，为尽可能缩短转运时间，机组人员第一时间将烫伤乘客移至离舱门口最近的经提前消毒好的位置，四川航空地服人员陪同机场医务室医生上机处置，经医生消毒、吸液、用药、包扎处理，伤情得以控制，并按时登机，乘客到达哈尔滨后，被送至当地医院治疗，现已康复。

2. 问题讨论

以小组为单位，根据上述案例展示，重点展示对伤员的面积和深度的判断及现场急救处置方法。

（1）阐述烫伤面积及深度的估算方法。

（2）试分析航空环境下烫伤的急救处理流程。

（3）阐述烫伤后冷疗的重要性。

（4）阐述烫伤后创面的处理方法。

（5）根据水疱皮的处理步骤，讨论哪些情况下可以保留水疱皮，哪些情况下要移除水疱皮。

（6）将搜集到的用物及药物名称形成 PPT 文档，由小组代表进行统一展示。

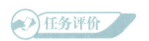
任务评价

请根据以下评价标准对任务完成情况进行评价（表 4.10）。

表 4.10　客舱烫伤基本理论工作任务评价表

姓名		学号		分值	自评得分
评价项目		评定标准			
学习态度		课堂表现良好，按时保质完成任务		10	
合作能力		积极配合小组成员完成任务		10	
PPT 制作		PPT 美观，内容符合题目要求		20	
分析能力		水疱皮的去留分析处置准确		30	
情境表演		进行面积及深度判断及处置方法准确		30	
合计				100	
综合评价	小组自评（20%）	小组互评（30%）	教师评价（50%）	综合得分	

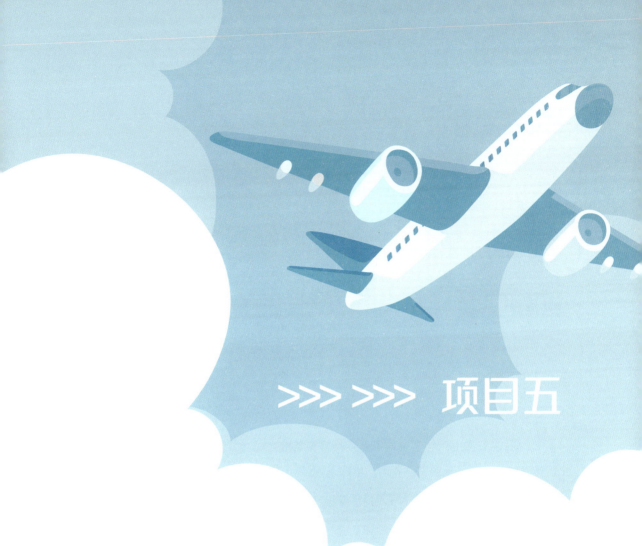

>>> >>> 项目五

客舱常见急症及
意外伤害

任务导读

　　本章节主要阐述客舱中各器官系统常见急症及意外伤害的临床特征及处理原则，提高乘务人员的认识，及时采取必要的处理，协助伤病员缓解紧张的情绪，稳定病情，为后续专业医学救治提供机会。

学习目标

知识目标

　　1. 能够说出民航客舱内神经系统常见急症晕机、癫痫、脑卒中的发生原因、临床表现及处理原则。

　　2. 能够说出民航客舱内循环系统常见急症心绞痛、高空缺氧、经济舱综合征、休克和高血压危象的发生原因、临床表现及处理原则。

　　3. 能够说出消化系统常见急性腹泻、胃痉挛、高空胃肠胀气、胃出血的发生原因、临床表现及处理原则。

　　4. 能够说出航空性牙痛、中耳炎和副鼻窦炎即高空减压病的发生原因、临床表现及处理原则。

　　5. 能够说出呼吸系统常见急症过度换气综合征、支气管哮喘的发生原因、临床表现及处理原则。

能力目标

　　1. 运用知识，对突发癫痫、脑卒中进行正确判断，并采取正确的急救措施。

　　2. 正确演示突发高血压危象的处置流程。

　　3. 运用知识，对过度换气综合征、支气管哮喘急性发作进行正确判断。

　　4. 掌握常见气雾剂的正确使用方法。

素质目标

　　1. 培养急救意识，善于观察，迅速、准确判断突发急症，采取正确的处置措施。

2. 树立高度责任感、使命担当的新时代民航精神。

3. 养成仁爱关怀、积极沟通、保护隐私的人文关怀意识。

思维导图

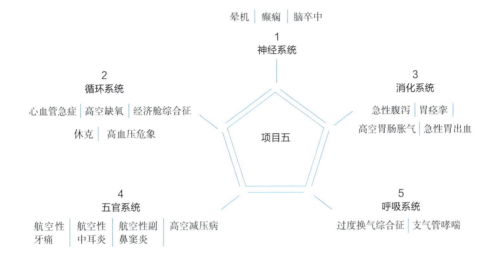

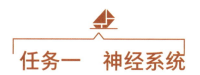

任务一　神经系统

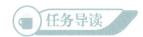

一、晕机

晕机是飞机上最常遇见的病情之一。随着民用航空器越来越普遍成为大众出行的交通工具，乘客在空腹或饱餐后登机，或为赶早班机、"红眼航班"而在睡眠不足、精神疲惫的状态下登机等情况很常见。前庭功能敏感的乘客，容易在飞机起飞、降落阶段，以及遇到气流颠簸时，出现晕机的表现。

（一）概述

晕机，一种特殊形式的晕动病，是由飞机运行中加速度的变化、遇到扰动气流引起的颠簸等，引起以空间定向障碍、恶心、呕吐为主要表现的一系列症状。症状往往在停止乘机后减轻或消失。

（二）诱因

除了个体差异性和颠簸，乘客在过饱或者过饥、睡眠差、过度疲劳、情绪紧张、患有某些耳部疾病、机舱内空气流通差、有异味等情况下，都可能发生晕机。

（三）临床表现

晕机可表现为不同程度的头痛、恶心、呕吐、眩晕、食欲不振、出冷汗、皮肤苍白、注意力难以集中、嗜睡、头痛和疲劳加剧等。

（四）客舱内处理原则

（1）给晕机乘客提供足量清洁袋备用。

（2）可选择靠窗的位置，嘱其将视线放于远处的地面、山脉，停止看书、看手机、看近处云等。

（3）嘱其尽量紧靠于椅背上不动，有条件的可帮助其把座位调整到躺卧位，闭眼休息。

（4）打开通风口，保持空气流通。

（5）老年乘客如有明显冷汗、头痛、嗜睡等情况出现，需注意是否有心脑血管等疾病发生，避免被混淆为晕机病。

（五）预防措施

1. 乘务人员

通过主动锻炼和被动锻炼相结合的方式，增强前庭功能平衡稳定性。执行飞行任务的乘务人员不可使用药物来预防晕机病的发生，避免因影响中枢神经系统而危及飞行安全。

（1）全面锻炼以增强体质为目的，主要包括跑步、跳高、跳远、掷铁饼、单杠、双杠和篮球等。

（2）专项锻炼以前庭功能训练为目的，主要包括旋梯、固定滚轮、活动滚轮、四柱秋千、摇头锻炼、翻滚和垫上运动等。进行旋梯锻炼时，要按照不同的方向交替进行。四柱秋千的锻炼要循序渐进，睁、闭眼交替进行。进行转椅锻炼时，也要注意顺时针和逆时针方向交替进行，并从低速开始，逐渐加快速度。

2. 机上乘客

除专业人员可施予药物防止外（如乘机前可提前1~2小时服用晕车药等），乘务人员可采取一些方法预防机上乘客的晕机症状。

（1）选座时尽量选择靠近机翼侧的位置，或者距发动机较远又靠近窗的座位，能减少噪声和扩大视野。

（2）可做一些转移注意力的活动，如聊天、听音乐，或者闭眼休息，尽量防止头部的剧烈活动，有条件可帮助其把座位调整到躺卧位。

（3）保持空间定向，视线要尽可能放远，看远处的云、山脉和河流，不要看近处的云。

（4）防止条件反射。发现座位相邻的旅客有呕吐迹象时，应立即离开现场，避开视线。

二、癫痫

（一）概述

癫痫俗称"羊角风"或"羊癫风"，是大脑神经元突发性异常放电，导致短暂的大脑功能障碍的一种慢性疾病。癫痫发作：指脑神经元异常过度、同步化放电活动所造成的一过性临床表现。癫痫发作一般具有突发突止、短暂一过性、自限性的特点。

（二）诱因

部分癫痫发作是没有诱因的。常见的癫痫发作诱因有：睡眠紊乱、过度疲劳、精神刺激、漏服药物、发热、饮酒、运动、心理压力等。

（三）临床表现

根据大脑异常放电的点位不同，癫痫的发作可表现为从极短暂的意识丧失或肌肉反射，到严重且持续性抽搐不等，也可以是身体某一部位的短暂性非自主性抽搐，到整个身体的不自主性抽搐不等（即部分性发作或全身性发作）。

（四）客舱内处理原则

（1）保持镇静，如有条件，让口水自然流出，避免呛到导致窒息。解开乘客伤病员的颈部衣领，确保呼吸顺畅。

（2）客舱座位空间较为狭窄，易发生磕碰，癫痫发作时，尽量保护乘客伤病员头颈部，移开身体周围尖锐、锋利的物品，避免癫痫发作时因无法控制行为而产生外伤；可在头下放置软垫或衣物；如发生外伤，等癫痫发作停止后进行对症处理。

（3）癫痫发作时，避免强行撬开乘客伤病员的嘴巴，避免在其口腔内塞东西，避免掐人中。

（4）在患者还没有完全清醒前，通常避免灌药、喂水，避免强行搬动四肢或按压。

（5）若是高烧引起的惊厥，应尽快物理降温。

（6）症状持续者，或发作后有昏睡者，可给予吸氧。

（7）在癫痫发作停止后，观察呼吸和意识是否恢复，并让乘客伤病员保持侧卧位至清醒为止，必要时要做好患者保暖措施，并使其保持舒适姿势，在乘客伤病员尚未完全清醒前不要离开。

（8）大部分的癫痫发作是自限性的，一般持续 2~3 分钟。若癫痫发作时间超过 5 分钟，或反复发作两次以上，且发作间隙意识未完全恢复，应考虑为癫痫持续状态，属于紧急医疗状态，建议立即报告机长是否考虑备降或返航，以获得及时的医疗救治。

"飞机上有一位生病的旅客需要帮助。如果您是医生或护士，请立即与乘务员联系，谢谢！"2022 年 11 月 14 日，东航 MU5496 杭州—成都航班在飞行途中，响起机上广播，原来是有一名旅客突发癫痫，情况紧急。

"我是医生。"四川大学华西医院陈医生听到广播，按响了头顶上方的呼唤铃，立即前往，一场紧急救治随即展开。

据悉，MU5496 航班于 7 时 35 分起飞。20 分钟后，乘务长成琤收到后舱乘务员报告，有一名旅客癫痫发作，双手紧握拳头，全身抖动，双眼紧闭。成琤立即将这一情况报告给机长，并广播寻找医生，此时，陈医生告知乘务员其为华西医院神经内科医生。成琤与陈医生一同前往患病座位。同行旅客告知，癫痫持续时间约一分钟。乘务组及时给他去除身上尖锐物品，陈医生查看并再次询问相关旅客情况后，建议该旅客平躺并吸氧。

7 时 57 分，陈医生为旅客开展了救助，乘务员打开氧气瓶给该旅客吸氧，8 时 40 分，乘务员给该旅客测温 36.8 ℃。8 时 55 分，该旅客表示身体好转，起身坐在座位上，并吃了乘务员为其提供的点心及温水。同时乘务员全程关注，并在各个时间节点记录旅客实时身体情况。在陈医生的救助和乘务组密切关注与配合下，该旅客状态已平稳。10 时 16 分，飞机到达成都双流国际机场。

（资料来源：中国民航网）

三、脑卒中

（一）概述

脑卒中，又称中风、脑血管意外（Cerebralvascular accident，CVA），是一种急性脑血管疾病，是由于脑部血管突然破裂或因血管阻塞导致血液不能流入大脑而引起脑组织损伤的一组疾病，包括缺血性和出血性卒中。缺血性卒中的发病率高于出血性卒中，占脑卒中总数的 60%~70%。

（二）诱因

（1）好发于 50 岁以上的中老年人。

（2）情绪激动和过度疲劳可使血压升高，血液黏稠度改变，由此造成血管薄弱处的破裂或受损以致引发脑出血或血栓形成。

（3）血压升高（高血压）。

（4）寒冷或炎热等外部环境的刺激使血液黏稠度改变易发生卒中。

（5）先天性的，如脑血管畸形、动脉瘤、血液病等。

（三）临床表现

1. 早期症状的"BE FAST 口诀"

"B"：Balance，是指平衡。平衡或协调能力丧失，突然出现行走困难。

"E"：Eyes，是指眼睛。突发的视力变化，视物困难。

"F"：Face，是指面部。面部不对称，口角歪斜。

"A"：Arms，是指手臂。手臂突然无力感或麻木感，通常出现在身体一侧。

"S"：Speech，是指语言。说话含混、不能理解别人的语言。

"T"：Time，是指时间。上述症状提示可能出现卒中，请勿等待症状自行消失，立即拨打 120 获得医疗救助。

2. 主要临床表现

（1）肢体麻木：突发的一侧面部或 / 和上、下肢体麻木，严重者可伴有肢体乏力、步态不稳和摔倒。

（2）运动和语言障碍：常有一侧肢体偏瘫，伴有吐字不清或不能言语。

（3）意识障碍：轻者烦躁不安、意识模糊，严重者可呈昏迷状态。

（4）头痛、呕吐：多发生于出血性卒中的患者，头痛剧烈程度与病情及疾病种类有关，蛛网膜下腔出血头疼最为剧烈，常伴有喷射状呕吐。

（5）瞳孔差异：病灶不同，瞳孔有差异，如不等大，则考虑脑疝形成，情况极为危急。

（四）客舱内处理原则

（1）乘务急救员观察伤员有无口眼歪斜、肢体活动障碍、吐字不清或不能言语的症状，若出现任何上述症状，立即启动急救系统。

（2）让乘客伤病员去枕平卧位，帮助其松开紧身衣物，昏迷病人应将头偏向一侧以保持呼吸道通畅，尽量减少不必要的搬动。

（3）对摔倒在地的乘客伤病员，应就近移至易于处置、宽敞的位置，移动时固定住其头颈部，使头与身体保持水平位，检查有无外伤。

（4）广播找医生，立即汇报机长。

（5）保持通风，如有条件可予吸氧。

（6）密切观察生命体征变化，如出现呼吸、心跳停止，应及时实施心肺复苏。

（7）在乘客伤病员没有完全清醒前，暂时禁止饮食水。

任务活动 1　掌握脑卒中的识别及急救措施

任务准备

全班同学分成若干个小组（5~6 人一组），各小组选拔组长 1 名，并选取团队名称（表 5.1）。

表 5.1　学生分组信息表

班级		组号		指导老师	
组长		学号			
组员	姓名	学号	姓名	学号	

任务实施

小组分工合作，模拟旅客出现了脑卒中的表现，乘务员作出相应的处理。

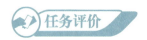任务评价

请根据以下评价标准对任务完成情况进行评价（表5.2）。

表5.2　脑卒中的处理方法工作任务评价表

姓名		学号		分值	自评得分
评价项目	评定标准				
学习态度	课堂表现良好，按时保质完成任务			10	
合作能力	积极配合小组成员完成任务			10	
分析能力	能正确判断脑卒中			30	
处理能力	针对脑卒中的常见表现症状做出处理			30	
情境表演	情境表演完整度较高，处理措施比较熟悉			20	
合计				100	
综合评价	小组自评（20%）	小组互评（30%）	教师评价（50%）	综合得分	

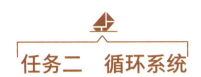

任务二　循环系统

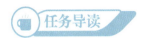

一、心血管急症

（一）概述

心绞痛是由于冠状动脉供血不足，心肌急剧的、暂时缺血缺氧所引起的以发作性胸痛或胸部不适为主要表现的临床综合征。

（二）诱因

动脉粥样硬化是其主要病因。多见于男性，多数患者在 40 岁以上。当心脏负荷增加，如过度劳累、激动、心力衰竭、饱餐、寒冷等情况下，心肌耗氧量增加，对血液的需求增加，而冠状动脉的供血不能相应增加，即可引起心绞痛。

（三）临床表现

通常表现为突然发作的胸骨后紧闷感和压榨性疼痛，可放射至左肩、左上肢内侧，达无名指、小指，偶可伴有窒息感。每次疼痛一般持续 1~5 分钟，很少超过 15 分钟。疼痛剧烈时，可伴有大汗淋漓、面色青紫、头痛、出汗、晕厥、昏迷、呼吸短促，表现出焦虑面容。

（四）客舱内处理原则

（1）休息：心绞痛发作时嘱乘客立刻休息，广播找医生，在医务人员到来之前禁止随意搬动，褪下患病乘客的紧身衣物。

（2）辅助药物治疗：可协助患者服用其随身携带药物。

（3）吸氧：当乘客伤病员出现呼吸困难、发绀时应给予吸氧。

（4）密切观察乘客伤病员的生命体征。

（5）提供心理支持，关心安慰乘客伤病员，及时寻求专业医务人员帮助。

二、高空缺氧

（一）概述

高空缺氧是指在高空中因空气压力过低，使机体氧分压过低产生的缺氧。如民航客机在高空飞行过程中，飞机增压座舱和供氧系统发生故障，机组人员和乘客直接暴露于高空、低气压环境时将发生此症。高空缺氧会对乘客和乘务员的中枢神经系统、循环系统、呼吸系统、消化系统产生不同程度的影响。

（二）诱因

环境气体压力是关键因素，由于大气压力随航班飞行高度而降低，当飞机快速飞到高空时，外界压力急速下降。此时人体呼吸时的氧分压就会下降。这时机体内的血氧浓度逐渐减小，不足以维持机体组织细胞的生命代谢需求。

（三）分类

根据缺氧的严重程度、发展速度和暴露在缺氧环境中的时间长短，将高空缺氧分为以下几类：

暴发性高空缺氧：一般指发展非常迅速、程度极其严重的高空缺氧。机体在这种缺氧环境中只能坚持数秒至数分钟。发生这种情况时，乘客或乘务员会突然意识丧失，应立即采取急救措施，使其意识重新恢复，才能确保康复后不留下后遗症。

急性高空缺氧：暴露在高空低气压环境中持续时间为数分钟到数小时引起的缺氧。如缺氧情况不严重，停留时间较短，不会出现明显的主观症状；而缺氧情况严重时，则会出现缺氧症状；随着暴露时间和高度增加，缺氧更严重时，会出现意识丧失。

慢性高空缺氧：数日到数年或者反复暴露于轻度或中等程度的低氧环境下引起的缺氧。主要表现为劳动能力下降且恢复缓慢，头痛、失眠、注意力减退、消化功能障碍等。

（四）临床表现

（1）轻度缺氧：在较重体力劳动时感觉疲倦乏力，工作效率降低，但不会危及生命。

（2）中度缺氧：出现头痛、头晕等脑部症状，视力模糊，智力工作效率明显降低，但呼吸循环代偿功能增强，即出现呼吸急促。

（3）严重缺氧：恶心、脸色苍白、出冷汗，甚至昏迷、意识丧失。

（五）客舱内处理原则

（1）嘱乘客伤病员休息，并协助吸氧，必要时长时间供氧。

（2）广播找专业医务人员，并协助进行处理。

（3）密切观察乘客伤病员的生命体征。

（4）安抚乘客伤病员紧张情绪。

三、经济舱综合征

（一）概述

经济舱综合征，又名经济舱症候群（Economy class syndrome, ECS），通常指乘客在乘坐飞机经济舱、火车硬座或汽车等交通工具的旅行中或旅行后，由于长时间坐在狭窄拥挤的空间，无法移动双下肢而形成小腿静脉血栓，并沿血流方向进入心脏的病症。

（二）诱因

1. 机舱因素

航空环境中诱发经济舱综合征的原因主要是长途飞行过程中，客舱内的环境狭窄，乘客进出活动不方便，只能长时间坐在座位上，无法移动双下肢。再加上干燥、闷热的高空环境，增加了形成小腿静脉血栓的风险。一旦再度站起来移动，已经形成的血栓就可能从血管内壁脱落进入肺部或心脏，导致乘客呼吸困难，从而造成猝死。

2. 乘客因素

乘客体质的高危因素，包括静脉血栓及栓塞病史、先天性血栓形成体质、下肢静脉瘤、激素治疗史、恶性肿瘤、妊娠状态、新近术后及创伤后、年龄 ≥ 40 岁、糖尿病、高脂血症、严重肥胖、慢性心脏病等。

（三）临床表现

（1）病情初期双下肢部位发红、肿胀，触之有痛感。下肢、腹股沟浅静脉怒张，皮肤温度升高。

（2）病情加重时，下肢血栓脱落进入肺部或心脏，引起肺栓塞，乘客出现呼吸困难、胸痛等症状，严重者则会发生猝死。

（四）客舱内处理原则

（1）嘱乘客伤病员平卧，抬高双下肢。

（2）询问乘客伤病员的既往病史，尤其是心血管系统疾病。

（3）密切观察乘客伤病员的生命体征，当发现呼吸停止、意识丧失时，及时实施CPR。

（4）如条件允许，协助医务专业人员给药。

（五）预防措施

（1）指导乘客在乘坐飞机前或飞行过程中尽量避免饮用含酒精的饮料、咖啡、茶和镇静药等，多喝水或果汁饮料，以防脱水造成血液黏滞度升高，增加患经济舱综合征的风险。

（2）嘱乘客在长途飞行过程中，适当地在客舱内走动，定时做伸腿运动，以免造成下肢静脉血流瘀滞。

（3）穿着宽松的衣物，避免穿紧袜子和裤袜。

四、休克

（一）概述

休克是机体遭受强烈的致病因素侵袭后，由于有效循环血量锐减，组织血流灌注广泛、持续、显著减少，致全身微循环功能不良，生命重要器官严重障碍的综合症候群。常见病因有失血、烧伤、感染、过敏或心源性休克等。常见于老年心衰者、严重感染者、严重中毒者、严重创伤者、严重过敏者等。

（二）临床症状

按照休克的发病过程，休克临床症状分为休克代偿期和休克抑制期。

休克代偿期：也叫休克早期，主要表现为精神紧张、烦躁不安、面色苍白、四肢湿冷、脉搏加快、呼吸急促。动脉血压变化不大，但脉压缩小。尿量正常或减少。若处理及时，休克可以很快被纠正；否则，将会发展到休克抑制期。

休克抑制期：也叫休克期，主要表现为神情淡漠、反应迟钝，甚至出现意识模糊或昏迷。皮肤黏膜发绀、四肢冰冷、脉搏细速、呼吸促浅。严重者脉搏微弱、血压测不出、呼吸微弱、尿少或无尿，甚至威胁生命。

（三）客舱内处理原则

（1）保持呼吸道通畅。休克乘客须保持呼吸道通畅，把颈部垫高、下颌托起，使头部后仰。同时，将乘客的头部偏向一侧，防止呕吐物吸入呼吸道。

（2）采取合适的体位。首先应为乘客取平卧位，如乘客呼吸困难，可先将头部和躯干抬高一点，利于呼吸，两下肢略抬高，利于静脉血回流。

（3）广播寻找专业医务人员。

（4）注意乘客的体温。休克乘客体温降低、怕冷，应注意保暖，给乘客盖好被子，防止其受凉。解开乘客的腰带，脱去身上紧身的衣物并给乘客盖上毯子保暖。

（5）告诉家属对休克乘客搬运越轻、越少越好。在运送途中，应有专人护理，随时观察病情变化，最好在运送中给乘客采取吸氧和静脉输液等急救措施。密切观察心率、呼吸、意识改变，并作详细记录。

（6）如果乘客呕吐或者口中咯血，协助其保持侧卧的姿势以避免窒息。

（7）检查乘客的生理循环功能（呼吸、咳嗽反射或者胸部起伏）。如果循环功能消失，立即为其做 CPR。

五、高血压危象

（一）概述

高血压危象是由于血压急性升高伴或不伴靶器官功能损害的一组临床综合征，是高血压急症和高血压亚急症的总称，也常称作急诊高血压，用来定义严重的高血压。

（二）诱因

最新调查数据显示，中国成人高血压患病人数高达 2.66 亿。血压急性升高可能会成为民航飞行过程中经常遇到的问题。由于乘客基础条件不同，急剧升高的血压对靶器官影响不尽相同，一部分乘客因血压急性升高导致靶器官功能受损，继而造成严重后果。因此，及时、正确地处理血压急性升高对乘客健康预后至关重要。

外因： 飞机不同于其他交通工具，其特有的交通方式将对乘客的血液循环、血压产生影响。其中包括飞机的快速升空、降落，以及空中气流波动、飞机颠簸都会导致人体交感神经兴奋、血压波动；同时飞机所处的海拔高度，客舱内低气压、低氧含量、噪声、较窄的活动空间等因素，都会使人体产生不适感，进而影响血压。

内因： 内因在诱发高血压危象中发挥了重要的作用。虽然高血压患者呈年轻趋势，但多为老年人。由于老年人各脏器、系统功能减退，调节功能下降，对外环境变化或应激适应能力下降。因此，当周围环境快速变化，尤其是部分人群担心飞行安全、睡眠差伴有情绪波动，或飞行过程中发生晕机与呕吐等情况时，机体不能完全、快速适应，从而诱发原高血压病情急性加重。

（三）临床表现

高血压危象的临床表现因临床类型不同而异，其主要临床表现：

（1）短时间内血压急剧升高。

（2）可能出现明显的头痛、眩晕、烦躁、恶心呕吐、心悸、气急和视力模糊。

（3）出现半身感觉障碍，一侧肢体活动失灵，一侧面部、唇、舌麻木，失语、流口水、说话困难，视物不清，喝水呛咳等。

（四）客舱内处理原则

（1）乘务员可询问病史，主要关注患者有无高血压病史、药物治疗情况及血压控制程度，有无使血压急剧升高的诱因。

（2）即刻测量血压，并持续监测血压及生命体征。

（3）立即报告机长，广播寻求专业人士帮助。

（4）去除或纠正引起血压升高的诱因及病因，安抚乘客病员，使乘客病员保持镇静，了解是否有自带药，必要时协助用药。

（5）吸氧。

任务活动 2-1　掌握机上乘客突发心肌梗死的急救处置

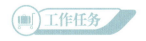

掌握机上乘客突发心肌梗死的急救处置。

任务准备

1. 全班同学分成若干个小组（5~6 人一组），各小组选拔组长 1 名，并选取团队名称（表 5.3）。

表 5.3　学生分组信息表

班级		组号		指导老师	
组长		学号			
组员	姓名	学号	姓名	学号	

2. 复习心绞痛、心肌梗死的诱因、临床症状等相关知识。

3. 小组分工合作，搜集并整理客舱内乘客出现心绞痛／心肌梗死的案例，绘制乘务员急救处置流程图。

任务实施

案例展示：将搜集到的案例及急救处置流程图形成 PPT 文档，由小组代表进行统一展示分享。

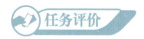

请根据以下评价标准对任务完成情况进行评价（表5.4）。

表5.4　机上乘客突发心肌梗死急救处置的工作任务评价表

姓名		学号		分值	自评得分
评价项目		评定标准			
学习态度		课堂表现良好，学习态度认真		10	
职业素养		仪表端庄，有礼貌，着装得体，妆容符合职业要求，具有良好的职业习惯		10	
合作能力		积极配合小组成员完成任务		30	
分析能力		逻辑思维清晰，针对案例分析急症处置		20	
汇报质量		汇报完整、流畅，能展示机上乘客突发心绞痛/心肌梗死的急救处置流程		30	
合计				100	
综合评价	小组自评（20%）	小组互评（30%）	教师评价（50%）	综合得分	

任务活动 2-2　掌握客舱内乘客出现高空缺氧的应急处置流程

任务准备

1. 全班同学分成若干个小组（5~6人一组），各小组选拔组长1名，并选取团队名称（表5.5）。

表 5.5　学生分组信息表

班级			组号		指导老师	
组长			学号			
组员		姓名	学号	姓名	学号	

2.复习高空缺氧的诱因、分类、临床表现及客舱内处理原则等相关知识。

3.查找《中国民用航空应急管理规定》中航空急症急救的相关资料。

4.小组分工合作，搜集机上突发高空缺氧相关的新闻或案例。

任务实施

情境模拟：一架飞机在航行过程中，一位女性乘客按铃向乘务员寻求帮助，这名乘客说自己身体不适，感觉胸闷，呼吸不上来，同时还头晕、头痛。乘务员在询问这名乘客的既往病史后，立刻判断该乘客是由于飞机在起飞过程中，海拔高度急剧变化，导致其出现高空缺氧的症状。在报告机长之后，乘务员迅速拉下客舱顶部的氧气面罩，让乘客吸氧。同时安抚乘客紧张、恐惧的心理，并嘱乘客休息。在乘客吸氧过程中，乘务员一直关注该乘客的生命体征。十分钟后，这名女乘客病情好转。

任务评价

主要从同学们的学习态度、职业素养、小组合作能力、评估病情、应急处置流程等方面进行评价，详细内容见表5.6。

表5.6　客舱内高空缺氧症的应急处置工作任务评价表

姓名	学号		分值	自评得分
评价项目	评定标准			
学习态度	课堂表现良好，积极主动，方法多样化		10	
职业素养	仪表端庄，使用礼貌用语，妆容适宜，具有良好的职业习惯		20	
合作能力	与小组成员合作交流，配合良好		10	
评估	询问乘客既往病史，正确、迅速评估乘客的病情		20	
应急处置	对高空缺氧乘客应急处置流程正确、迅速		20	
模拟完整度	情境表演完整度较高，处置流程比较熟悉		20	
合计			100	
综合评价	小组自评（20%）	小组互评（30%）	教师评价（50%）	综合得分

任务活动 2-3　掌握经济舱综合征的应急处理原则和预防措施

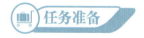

任务准备

1. 全班同学分成若干个小组（5~6人一组），各小组选拔组长1名，并选取团队名称（表5.7）。

表 5.7 学生分组信息表

班级			组号		指导老师	
组长			学号			
组员		姓名	学号	姓名	学号	

2. 复习经济舱综合征的诱因、临床表现、处理原则及预防等相关知识。

3. 小组分工合作，搜集航空环境中乘客出现经济舱综合征的新闻或案例。

任务实施

情境模拟：一架飞机从北京大兴机场起飞，将飞往法国巴黎。由于航班航行时间超过十个小时，在飞机飞行过程中，乘务员计划对乘客们进行预防经济舱综合征的健康宣教。

任务评价

主要从同学们的学习态度、职业素养、小组合作能力、应急处置、乘客健康宣教等方面进行评价，详细内容见表 5.8。

表 5.8　客舱内经济舱综合征的应急处置工作任务评价表

姓名	学号			分值	自评得分
评价项目	评定标准				
学习态度	课堂表现良好，积极主动，方法多样化			10	
职业素养	仪表端庄，使用礼貌用语，妆容适宜，具有良好的职业习惯			10	
合作能力	与小组成员合作交流，配合良好			10	
评估	询问乘客既往病史，正确、迅速评估乘客的病情			20	
应急处置	对经济舱综合征的乘客应急处置流程正确、迅速			20	
健康宣教	正确指导乘客预防经济舱综合征			10	
模拟完整度	情境表演完整度较高，处置流程比较熟悉			20	
合计				100	
综合评价	小组自评（20%）	小组互评（30%）	教师评价（50%）	综合得分	

任务活动 2-4　分析乘客发生休克时的临床症状

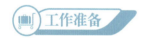
工作准备

1. 全班同学分成若干个小组（5~6 人一组），各小组选拔组长 1 名，并选取团队名称（表 5.9）。

表 5.9　学生分组信息表

班级		组号		指导老师	
组长		学号			
组员	姓名	学号	姓名	学号	

2.复习休克的临床表现、客舱内处理原则等相关知识。

3.小组分工合作，搜集并整理航空环境下乘客出现休克的案例或新闻，并绘制客舱内休克的紧急处置方案图。

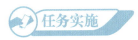 任务实施

案例展示：将搜集到的机上乘客发生休克的案例形成 PPT 文档，由小组代表进行统一展示。

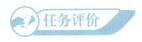 任务评价

请根据以下评价标准对任务完成情况进行评价（表 5.10）。

表 5.10　航空环境下休克急救处置工作任务评价表

姓名		学号		分值	自评得分
评价项目		评定标准			
学习态度	课堂表现良好，按时保质完成任务			10	
合作能力	积极配合小组成员完成任务			10	
评估病情	能正确、迅速评估乘客的病情			30	
分析能力	能针对病情分析其急救措施			20	
表达能力	流畅、完整地表述客舱内休克的急救处置方式			30	
合计				100	
综合评价	小组自评（20%）	小组互评（30%）	教师评价（50%）	综合得分	

任务活动 2-5　分析航空环境下出现高血压危象的原因

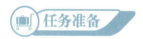任务准备

1. 全班同学分成若干个小组（5~6 人一组），各小组选拔组长 1 名，并选取团队名称（表 5.11）。

表 5.11　学生分组信息表

班级		组号		指导老师	
组长		学号			
组员	姓名	学号	姓名	学号	

2. 复习高血压危象的诱因、临床表现及处理措施等相关知识。

3. 小组分工合作，搜集并整理航空环境乘客出现高血压危象时乘务员的急救处置方式。

任务实施

案例展示：将搜集到的新闻及案例形成 PPT 文档，由小组代表进行统一展示。

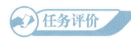

请根据以下评价标准对任务完成情况进行评价（表 5.12）。

表 5.12　高血压危象急救工作任务评价表

姓名		学号		分值	自评得分
评价项目	评定标准				
学习态度	课堂表现良好，按时保质完成任务			10	
合作能力	积极配合小组成员完成任务			10	
评估病情	能正确、迅速评估乘客的病情			30	
分析能力	能针对病情分析其急救措施			20	
表达能力	流畅、完整地表述客舱内高血压危象的急救处置方式			30	
合计				100	
综合评价	小组自评（20%）	小组互评（30%）	教师评价（50%）	综合得分	

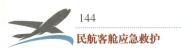
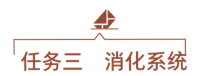

任务三　消化系统

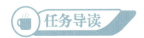

一、急性腹泻

（一）概述

急性腹泻是指肠黏膜的分泌旺盛与吸收障碍、肠蠕动过快，致排便频率增加，每天排便可达 10 次以上，或粪便量超过 200g，其中水分占 80%，粪便量多而稀薄，混有泡沫及未消化食物残渣，脐周或右下腹阵发性痛，伴有腹胀、肠鸣或里急后重，且病程在 1 ~ 2 周。

（二）诱因

（1）不洁食物导致的急性胃肠炎。

（2）特殊病原体导致的急性感染，如霍乱、伤寒等。

（3）肠道慢性炎症性疾病，如溃疡性结肠炎、肠结核等。

（4）情绪影响：紧张焦虑会引起肠道运动和分泌吸收功能紊乱，引发腹泻。

（5）消化道以外的其他系统的疾病，如甲状腺疾病、风湿免疫性疾病等。

（三）临床表现

（1）可以合并恶心、呕吐、腹痛、腹泻等症状，严重时可发热，脱水，并发电解质与酸碱平衡紊乱、休克等。

（2）如果出现以下情况，则说明病情严重：①体温超过 39℃；②尿少，甚至超过 12 小时无尿；③出现血压下降、心率加快、出冷汗、嘴唇发紫、烦躁不安等症状；④经过 3 日的药物治疗，腹泻仍不见好转；⑤粪便中带黏液脓血。

（四）客舱内处理原则

（1）及时观察并记录乘客病员恶心、呕吐、腹痛、腹泻等胃肠道表现的异常动态，特别留意其体温、脉搏、呼吸等生命体征的变化，掌握病情发展进程以便应对和汇报。

（2）协调安置乘客病员的座位，如更靠近厕所的座位，并安抚乘客情绪。

（3）嘱乘客病员减少不必要的活动，给予保温毯，利于腹部保温，嘱其尽量安静休息，减少体力消耗和肠蠕动次数，以缓解和稳定病情。

（4）禁食与进食。避免进食辛辣刺激性食物及牛奶等乳制品食物；进食易消化高热量的稀软食物，如稀粥、鸡蛋糕、细面条等；补给充足水分及电解质，可饮用各种果汁饮料，也可用补液盐溶液。

（5）了解腹泻原因。询问旅客的国际、国内和郊区旅游史，近期服用了哪些药物，是否进行过手术等，以及是否有接触或摄入不洁食物史，以了解起病与演变过程等。在未明确病因之前谨慎使用止泻药和止痛药，以免掩盖症状造成医生误诊。

（6）报告及提供专业医疗帮助。发现乘客腹泻严重、腹泻若伴有呕吐等情况，应立即报告乘务长和机长，寻求客舱可能提供的专业医疗乘务员，积极与地面联系，做好抢救准备。

二、急腹症：胃痉挛

（一）概述

胃痉挛，即胃部肌肉抽搐，是胃呈现的一种强烈收缩状态。

（二）诱因

多由人体神经功能性异常或者胃部器质性疾病而导致，主要包括疾病因素和非疾病因素。

1. 疾病因素

最常见的疾病因素是慢性胃炎，当胃黏膜急性或慢性炎症时，可反射性引起迷走神经兴奋性增强，导致胃肠道平滑肌痉挛，诱发腹痛、呕吐等胃痉挛表现。其次是胃十二指肠溃疡、遗传等因素。

2. 非疾病因素

（1）饮食不当：胃壁受过凉、过热、辛辣等刺激，或者进食过快、饮食不规律等会诱发胃痉挛。

（2）不科学运动：如乘机前有过饱后运动、运动量过大、运动时动作过猛、运动前准备不充分等行为，会引起胃痉挛。

（3）心理因素：对乘机感到精神紧张时，会引起胃痉挛力的增强或黏膜抵抗力的减弱。

（4）药物因素：乘客如正在服用某些药物，如阿司匹林、布洛芬、吲哚美辛等非甾体抗炎药，这些药物可破坏胃酸分泌的自身调节作用及胃黏膜屏障，在服用后可致胃痉挛的发生。

（5）外力冲击：在空中颠簸时，若腹部突然遭受一定强度的撞击，可因胃副交感神经功能亢进和胃肠道周围肌肉的应激反应，引发胃痉挛。

（三）临床表现

主要表现为上腹部疼痛，伴有恶心呕吐等症状。疼痛性质常表现为绞痛、灼烧感，刺痛等。通常情况下，经数分钟或数小时后，疼痛可自行缓解，但严重者会出现剧烈疼痛，甚至发生休克。

（四）客舱内处理原则

（1）在飞机飞行过程中，主要采取对症处理，以解痉、止痛、止呕为主，暂时稳定病情和预防并发症的发生。

①缓解胃部肌肉紧张。如呕吐不剧烈时可以喝温热水或用热毛巾热敷上腹部20~30分钟。

②如有条件，可使乘客病员平躺在座椅上，轻柔按摩上腹部，使腹部肌肉放松，从而减轻胃痉挛症状。

③穴位刺激方法：用手按压内关穴与足三里穴各3~5分钟或者按压梁丘穴20秒，休息5秒再重复按压，均可缓解疼痛。

④如明确伤病员乘客有胃、十二溃疡或其他基础疾病者，可协助伤病员乘客使用自身携带的解痉止疼或者抑酸等药物，从而缓解胃痉挛。

（2）立即把伤病员乘客转移到飞机前服务间。准备好接呕吐物的器具。

（3）让伤病员乘客采取舒适体位休息，闭目做深呼吸。

（4）注意与其他急腹症鉴别，不可轻易用止疼药或者热敷等来减轻疼痛，以防掩盖病情。

三、高空胃肠胀气

（一）概述

人体胃肠道内含有100~1000 mL气体，氮气占60%，其余为氧气、二氧化碳及硫化氢等。这些气体大部分是在进食时吞咽进人体，其余部分则是在食物消化过程中产生。

当飞机上升到一定高度，由于低气压的影响，腹内压力发生变化，腹腔内气体膨胀并产生明显的腹胀、腹痛等各种不适的症状，被称作"高空胃肠胀气"。一般都发生在飞行上升过程中，或在达到一定高度后的最初阶段。

（二）诱因

1. 飞行高度及速度

上升的高度越高，气压降低越多，胃肠道内气体的膨胀越大，高空胃肠胀气的症状就会越重；上升速度越快，胃肠道内膨胀气体越来不及排出，高空胃肠胀气的症状也会越重。

2. 胃肠道的功能状态

在含气的空腔器官中，以胃肠道与体外相通的管道为最长，所以肠道内气体的排出受阻也较多。凡是能影响胃肠道通畅的因素（如便秘、胃肠道慢性疾病等），均会妨碍膨胀气体的排出，从而加重高空胃肠胀气的症状。

（三）临床表现

（1）飞机在飞行过程中，上升的高度越高，消化道内气体膨胀的速度也越快，膨胀的气体来不及排出，就会出现腹胀、腹痛等主观感受。

（2）腹痛严重时，个别敏感者还会产生一系列植物神经功能障碍的症状，如面色苍白、出冷汗、脉搏徐缓、动脉血压下降以致发生血管迷走性晕厥。

（3）当腹部空腔脏器不断扩张，使膈肌升高，呼吸运动受到限制，肺活量减少，严重时可发生呼吸困难。

（4）腹内压力增高，下肢静脉血液向心脏的回流也将受到影响。如果压迫肠壁血管，影响血液循环，就可能导致局部组织缺血缺氧，甚至坏死，发生穿孔。

（四）客舱内处理原则

（1）无论是呃逆或排气，都能缓解腹胀。如果情况允许，适当地走动，促进胃肠蠕动，促进呃逆、排气，能有效缓解腹胀。

（2）顺时针按摩腹部，自身右侧向左侧画圆按摩，如附之清凉的薄荷油等，效果更佳。

（3）穴位按摩：足三里穴、内关穴、合谷穴、中脘穴都能通降胃气、健脾和胃。

①足三里穴位于小腿膝盖下四指幅，外侧凹陷处。按压此穴，会有明显酸麻感传达至脚背处，有助于改善排便、消化不良，还能消肚气，强化肠胃功能。

②内关穴位于手腕掌侧腕横纹 2 横指的凹陷处。按压能持续 3~5 分钟更好，并搭配深呼吸，有助于消肚气、调畅气机、安心神以改善睡眠。

③合谷穴位于食指与拇指之间的中点处。此穴是手阳明大肠经的代表穴位，当胃痛和胃胀致恶心、想吐时，用大拇指施压力于合谷穴能有效缓解症状，也有调节肠胃、通络镇痛之效，并帮助肠胃顺利消化，促进新陈代谢。

④中脘穴位于上腹部，前正中线上，脐中上 4 寸，是肠胃中相当重要的穴位。一旦发生胀气状况，利用食指按压中脘穴，持续 2~3 分钟，能有效消除胃胀气造成的胃凸现象。胃痛时按按也有缓解之效，并有通降胃气、健脾和胃的效果。

（4）保持情绪平稳，适时缓解压力，可以使用冥想法，通过分散注意力来缓解腹胀腹痛。

（5）如转运急腹症伤员时，乘务急救员应首先对患者进行检查判别，明确诊断。对肠梗阻等气体排出障碍的患者，应当置入鼻饲管，行胃肠减压，若为直升机转运，必须控制飞行高度及上升率。

（五）预防措施

1. 保证密封增压座舱的良好功能状态

通常情况下，民航客机舱内压比舱外压高出 0.5 kg/cm^2，可减轻或消除胃肠胀气的影响。因此，在起飞前，应该经常检查座舱的加压密封设备，保证其处于良好的工作状态。

2. 养成良好的饮食习惯和规律生活作息

在乘机前或乘机过程中，饮食规律，勿暴饮暴食，使胃肠活动功能保持正常，以利于消化而少产气；餐后勿立刻躺下，以防消化不良和胃酸逆流。

3. 摄入足够的维生素

维生素 C 具有抗氧化、解毒的功效，可以增强胃动力，防治胃胀气。B 族维生素可以促进消化，加速人体的新陈代谢。复合维生素片可以补充人体所需的维生素和矿物质、促进消化，加速修复受损的组织，稳定情绪，减轻精神压力。

4. 限制食用易产气及含纤维素多的食品

在飞行期间，应减少食用易产气及含纤维素多的食品，如韭菜、芹菜、萝卜、扁豆、洋葱、洋白菜、黄豆芽等；禁饮能产气的饮料，如啤酒、汽水、大量的牛奶等；控制食用含脂肪多或油炸的食物，少吃刺激性食物。平常就容易出现腹胀、嗳气、呃逆的乘客，可以在乘飞机前适当服用助消化药物。

5. 克服不良情绪，积极锻炼身体

不良情绪可能使消化功能减弱，或刺激胃部制造过多胃酸，导致胃气增多、腹胀加剧。每天坚持 1 小时左右的适量运动，不仅有助于克服不良情绪，而且可帮助消化系统维持正常功能。

6. 防治便秘

飞行前排空大、小便，保持胃肠道功能良好。

四、急性胃出血

（一）概述

急性胃出血是各种原因引起的胃部急性出血症状，是引起上消化道出血最常见的原因，约占 70%。

（二）临床表现

急性胃出血的临床表现取决于出血的速度和量。典型表现为恶心、呕血、黑便，轻者无明显症状，重者可表现为周围循环衰竭，低血容量性休克、循环脏器衰竭甚至是死亡。个别患者以晕厥为首发症状。

（三）客舱内处理原则

（1）报告机长，寻求机上医务人员乘客的帮助，与地面联系，做好救治准备工作。

（2）协助患者采取舒适体位安静休息。呕血量大时取平卧位并将下肢略抬高，以保证脑部供血。准备好接呕吐物的器具备用。

（3）对症急救处理。

①通过询问患者和体格检查等方式，快速评估和判断病情。

②当患者呕吐时，如取坐位则上身尽量前倾，平躺时头应偏向一侧，防止呕吐物误入气道而导致窒息。呕吐后，让乘客漱口，保持口腔清洁舒适。及时清除呕吐物和异味，防止对患病乘客及其他乘客的不良刺激。

③观察病情变化。密切注意乘客脉搏、血压、呕血、便血及其他症状，警惕休克、窒息等危险的发生，如有情况发生立即有效地对症处理。

如乘客出现休克症状，如大量出冷汗、皮肤厥冷、脉搏细速、意识不清的情况，应立即采取中凹卧位，即头胸部抬高10°~20°，下肢抬高20°~30°，保证重要器官供血。如果条件允许，要立即建立静脉通道，尽快注射止血药、肾上腺素等抢救药物并积极补充血容量。

如乘客有呕吐物误吸现象，应立即清理呼吸道分泌物，保持呼吸道通畅，头偏一侧。

如呼吸增快、呼吸困难的，或者有休克征象的应进行吸氧。

（4）急性胃出血时往往出血量大，病情比较凶险，一旦发生应尽快备降附近机场，立即送往专业的医疗机构，有针对性地止血等并寻找胃出血的病因，预防复发。

任务活动3　掌握乘客突发急症或意外伤害时的应急处置流程

任务准备

1. 全班同学分成若干个小组（5~6人一组），各小组选拔组长1名，并选取团队名称（表5.13）。

表5.13　学生分组信息表

班级		组号		指导老师	
组长		学号			
组员	姓名	学号	姓名	学号	

2. 了解客舱常见的急症并熟悉相应的临床表现。

3. 掌握突发急症的应对措施，能初步判断患病乘客的病情。

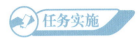 任务实施

> 小组分工合作，以情境模拟的形式，更深刻地掌握突发急症的应对措施。

任务评价

主要从同学们的学习态度、小组合作能力、突发疫情汇报内容、飞机自身防护及保护舱内健康人员等方面进行评价，详细内容见表 5.14。

表 5.14　突发急症的应急处置工作任务评价表

姓名		学号		分值	自评得分
评价项目		评定标准			
学习态度		积极主动谈论，课堂表现良好		10	
合作能力		与小组成员合作交流，配合良好		10	
知识掌握		能列举客舱常见急症并简述相应临床症状		15	
有效处理		可以根据患者症状采取初步处理措施，为后续专业治疗提供支持		20	
病情判断		可以根据掌握的相关知识进行简单的病情判断，辨别有相同表现的疾病		15	
人文关怀		安抚患病旅客情绪，同时服务好其他旅客		10	

续表

姓名		学号		分值	自评得分
评价项目	评定标准				
模拟完整度	情境表演完整度较高，处置流程比较熟悉			20	
合计				100	
综合评价	小组自评（20%）	小组互评（30%）	教师评价（50%）	综合得分	

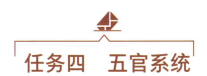

任务四　五官系统

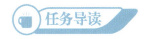

一、航空性牙痛

（一）发病机制

目前，对航空性牙痛明确的发病机制尚无定论，但飞行过程中，气压的改变是公认的诱发因素。大多数的口腔常见疾病，如龋齿、不良修复体、牙髓炎、根尖周炎等是航空性牙痛的根本原因。此外，缺氧、噪声、震动等特殊航空环境也可通过刺激神经系统改变牙髓的敏感性从而诱发航空性牙痛。航空性牙痛多见于军事飞行人员，这与军用飞机飞行高度较高、气压变化大有关。其疼痛特点为以病牙为中心，向耳周围或颌骨处扩散。一般民航客机气压变化慢，乘客如果没有牙齿疾病（如龋齿）及牙周病（如牙龈炎和牙周炎），乘坐飞机时，通常不会发生航空性牙痛。

（二）分型

航空性牙痛分为四型。

Ⅰ型症状为起飞过程中出现的一过性锐痛；临床检查可查到龋坏或修复体，牙髓活力测试阳性，X线检查无病理性改变；牙髓状态为可复性牙髓炎。

Ⅱ型症状为起飞过程中出现的跳痛钝痛；临床检查可查到深龋坏或修复体，牙髓活力测试阳性，X线检查无病理改变；牙髓状态为不可复性牙髓炎。

Ⅲ型症状为降落过程中出现的跳痛钝痛；临床检查可查到龋坏或修复体，牙髓活力测试阴性，X线检查可见病理改变；牙髓状态为牙髓坏死。

Ⅳ型症状为起飞和降落过程中出现剧烈的持续疼痛；临床检查可查到龋坏或修复体，牙髓活力测试阴性，X线检查可见病理改变；牙髓状态为牙髓坏死。

（三）客舱内处理原则

乘客一旦发生航空性牙痛，对冷热刺激敏感则可采取热敷或者冷敷；注意饮食和饮水不宜过冷或过热；就餐后及时使用消炎止痛漱口水漱口。

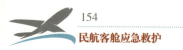

（四）预防措施

预防航空性牙痛的关键是建立良好的口腔卫生环境。龋齿、不良修复体、牙髓炎、牙髓坏死、根尖周炎、牙周袋、阻生齿等口腔病是航空性牙痛的常见病因，龋齿经过充填治疗后，牙髓敏感性更高，建议在充填后 12~24 小时内最好不要乘飞机旅行。拔牙或者接受口腔外科术后，高空飞行过程中由于气压变化会导致血凝块脱落进而引起大量出血，建议术后 3~7 天内不要乘飞机旅行。拔出上颌后牙出现上颌窦瘘时，建议伤口愈合前不要乘飞机旅行。

二、航空性中耳炎

（一）概述

当大气压发生急剧变化时，中耳腔内的气压与外界相差悬殊而引起的中耳的损伤，称为气压损伤性中耳炎。在驾驶或乘坐飞行器时发生的气压损伤性中耳炎称为航空性中耳炎。

（二）诱因

在人的中耳与鼻咽部之间有一弯形而狭窄的管道，称为咽鼓管。此管一端开口于中耳鼓室前壁的外上方，称为鼓口；另一端开口于鼻咽侧壁，称为咽口。咽鼓管的主要作用是调节鼓室中的压力，一般情况下，鼓口处于开放状态，咽口是关闭状态，当吞咽、打哈欠、唱歌或用力擤鼻涕时会瞬间打开，因此，咽鼓管具有"出气容易进气难"的类似单向活瓣的作用。这种类单向活瓣作用，在飞行上升阶段，中耳腔的相对正压可以打开咽鼓管咽口及时平衡中耳腔内外气压。在飞行下行阶段，中耳腔的相对负压不能使咽鼓管自动打开，此时，如果不能做咽鼓管主动通气动作打开咽鼓管，随着高度的下降，中耳腔的负压越来越大，将造成中耳的损伤，发生航空性中耳炎。故产生航空性中耳炎的原因可以分为两类：一类是外界气压的变化，一类是咽鼓管功能障碍。

（三）临床表现

由于航空性中耳炎在飞行下降阶段更容易发生，因此，航空性中耳炎的主要症状表现为飞行下滑时耳压痛以及听力减退等。

1. 耳痛

正常情况下，飞机起飞或下降时，乘客耳朵产生难受的感觉是普遍现象，并且多数乘客通过吞咽等动作，不会感到十分疼痛。

航空性中耳炎疼痛的程度根据负压大小、损伤轻重、受累时间长短及个体对疼痛的敏感性而异。疼痛轻时，常局限于受压耳部。剧烈的耳痛可向同侧颞部及颊部发散，达到难以忍受的程度，以致引起流泪及视物模糊。而当鼓室浆液渗出或出血，抵偿了一部分负压后，疼痛反而减轻。

2. 听力减退及耳鸣

听力减退一般为传导性听力减退，主要原因是骨膜内陷以及鼓室内积液，严重者可由骨膜破裂、听骨链折断或脱位所致。耳鸣常为暂时性，可随听力的恢复逐渐减轻或消失。

（四）客舱内处理原则

每个乘务人员，都应知晓该病的病因及学会咽鼓管通气方法。乘务员在飞机起降时应向乘客做宣传，主动送糖果和饮料，对睡觉的乘客在下降时应唤醒，对婴儿应嘱其母亲喂奶。也可采用咽鼓管通气方法防治。

捏鼻鼓气法：仅在飞机下降时使用。用拇指、食指捏紧鼻孔，闭口用力向鼻咽腔鼓气，以增加鼻咽腔气体压力而冲开咽鼓管，并应注意勿使面颊部鼓起和憋气过久，但可多做几次。

吞咽法：可多次吞咽唾液或咀嚼糖块。

运动软腭法：干咽（即不吞咽唾液做吞咽动作），模拟呃逆动作，模拟打哈欠动作等。

（五）预防措施

1. 调节鼓膜内外压力平衡

做吞咽动作，促使耳咽管主动通气，以调节鼓膜内外的压力平衡。当飞机在飞行中，尤其在下降时，每当耳有胀满感或听力稍受影响时，及时吞咽口水，或捏鼻、闭口、吹张（鼓腮），或嚼糖果（泡泡糖、口香糖），或喝些饮料，这样可使耳咽管口短暂地开启，使中耳腔内的压力与外界气压保持相对平衡，从而可预防航空性中耳炎的发生。婴幼儿的耳咽管较短，且鼻腔部常有黏液阻塞，当飞机快速上升或突然下降，气压急剧变化时，对耳部的刺激更大，常因耳部疼痛不适而哭闹不安。因此，如果携带婴幼儿乘坐飞机，应准备好饮料和奶瓶，在飞机升降时，用奶瓶给婴幼儿喂饮料，若是稍

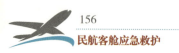

大一些的孩子可教其做吞咽动作。如果因疏忽未带奶瓶或饮料，母亲可给婴幼儿哺乳或让其吃些食品。

2. 患有耳、鼻部炎症或感冒者暂勿乘机

患有鼻窦炎、中耳炎、耳咽管黏液阻塞等疾病的人，如果乘坐飞机旅行，则更容易发生航空性中耳炎。得了感冒，鼻咽部黏膜充血、水肿、分泌物增加，可使耳咽管鼻咽侧壁的开口堵塞，有时即使尽力做吞咽动作，也不易使耳咽管开放，亦容易引起航空性中耳炎。因此，凡患有上述疾病且病情较重者，注意暂时不要乘坐飞机。但如果患鼻炎或感冒等病的症状轻微，则可以乘飞机旅行。不过，应在登机之前，使用滴鼻净以收缩血管，改善通气状况，并注意做吞咽动作，以防止炎症影响耳咽管或中耳，引起航空性中耳炎。

三、航空性副鼻窦炎

（一）概述

航空性副鼻窦炎是一个或数个鼻窦的黏膜损伤性的急性或慢性炎症。当飞行高度急骤改变时，由于鼻窦内气压与外界气压之间的悬殊差别而引起这些暂时性或永久性的损伤。其特征为鼻窦黏膜的充血和肿胀，并伴随局部的不适或不同程度的疼痛。同航空性中耳炎相比，航空性副鼻窦炎的发生率低得多。

（二）临床表现

航空性副鼻窦炎的主要症状是局部剧痛，疼痛的程度依压力变异的环境条件而不同。发生于额窦或筛窦者常有眼部刺激症状，如眼部胀痛、流泪、球结膜充血和视觉模糊等；发生于上颌窦者常伴有上齿列牙痛、眶下神经区皮肤感觉障碍，并可伴有鼻出血、同侧流泪、眨眼、视物不清。病情较轻且无继发感染者，数小时至数日内可逐渐恢复；病情较重者有时需数周才能痊愈。若病程迁延，将发展为化脓性鼻窦炎，不仅症状加重而且恢复很慢。

（三）客舱内处理原则

头痛难忍时按摩太阳穴（在耳廓前面，前额两侧，外眼角延长线的上方），必要时配合按摩合谷穴。

（四）预防措施

上呼吸道感染患者严禁飞行。在飞机下降增压过程中，如果出现鼻窦区压痛，在条件许可的情况下，可复飞至原来的高度，然后再缓慢下降。

四、高空减压病

（一）概述

高空减压病是因飞机在上升过程中，环境压力下降，溶解于人体组织、体液中的生理惰性气体（主要是氮气）过饱和而离析形成气泡，压迫局部组织和栓塞血管等所引起的一种特殊综合征。高空减压病的发生有一定阈限高度，绝大多数都是上升到8000 m以上高空，并停留一定时间后才发生，降至8000 m以下，症状一般会明显缓解或消失。

高空减压病多因飞机在高空意外减压所致。严重时可引起中枢神经系统症状，甚至发生休克，对乘员健康和飞行安全都具有严重威胁。因此，必须保证飞机增压系统及供氧系统的可靠性。

（二）诱因

1. 物理因素

（1）飞机上升高度。多数在8000 m以上发生，飞行高度越高，发病率也越高。

（2）飞机上升速率。上升速率越快，发病率越高。

（3）飞机在高空停留的时间。上升到8000 m以上高空后，停留时间越长，发病率越高。据有关资料显示，最早大约在高空停留5分钟后发病，最迟可在高空停留2.5小时后发病。

（4）重复暴露。24小时内重复暴露于低气压环境中容易发病，多因前次暴露时形成的气泡以及体内的其他变化，在短时间内尚未完全消除，或者发生了累积效应。

（5）高压条件下活动后立即飞行。例如24小时内进行了水下活动或潜水者，因为在高压条件下体内溶解的氮气显著增加，如果返回水面后没有足够的时间排除多余的氮气，上升到1500 m高度即可发病。

（6）环境温度。寒冷的温度条件，能增加发病率。

2. 生理因素

（1）性别。女性比男性更易发病。

（2）年龄。随着年龄的增加，高空减压病的发生率也有所增加。

（3）体重。体重越重、体脂越多，发病率越高，重症率也越高。肥胖者有易患屈肢症的倾向。

（4）呼吸、循环系统的功能状态。较严重的呼吸、循环功能障碍，以及严重的局部血液循环障碍，都能减慢氮气脱饱和的速率从而使发病率增加。

（5）肌肉运动或体力活动。发病率与肌肉活动强度及活动时间成正比。因肌肉运动或体力活动时，局部溶解的气体增多，脂肪组织中氮气的脱饱和速率减慢所致。

（6）局部创伤。肢体或关节局部有新近创伤可增加屈肢症的发生风险。

（三）临床表现

高空减压病主要表现为四肢关节痛，还可伴有皮肤、呼吸、神经、循环等系统的一些症状，如皮肤瘙痒、刺痛、蚁走感，呼吸困难、气哽，以及头痛、听觉障碍、四肢无力和瘫痪、昏迷、休克等。上述症状一般在飞机高度下降后随即消失，只有极个别病例飞机在下降至地面后仍继续存在，需积极治疗，方能消失。

（四）客舱内处理原则

（1）发生高空减压病时，应使患者保持情绪稳定并做好保暖，立即给予100%纯氧吸入。

（2）降低飞行高度，应使飞机下降至3000m左右的安全高度，必要时紧急备降。着陆后尽快接受专业医师的帮助。

（3）送医后如果减压症状不消失，可采用高压氧舱加压治疗。

（五）预防措施

1. 保证座舱内足够的压力

保证座舱内足够的压力，是预防高空减压病的最根本措施。飞行期间保持座舱压力不低于8000 m高度的压力值（267 mmHg），即可取得良好的预防效果。在民用航空中，只要确保密封增压座舱的结构完好就可以满足这个条件。

2. 吸氧排氮

吸氧排氮是预防高空减压病的重要方法。呼吸纯氧时，可加快血液中氮气的排出，降低血液中的氮分压，减少高空减压病发生的几率。

3. 飞行中若发生事故性减压，应逐渐下降至较安全的高度

当密封增压座舱在 8000 m 以上高空受到破坏时，应尽量减少不必要的活动；如有旅客在高空出现高空减压病症状，应迅速联系地面指挥中心，及时下降至较安全高度或紧急备降。

4. 控制重复暴露的间隔时间

通常情况下，潜水和激烈运动后 24 小时内不应飞行和进行低压舱训练。有的国家规定，紧急情况下，潜水活动后 12 小时内可以飞行，但需要经过航空医师的允许，并保证座舱内足够的压力。

5. 营养与锻炼

合理膳食，加强营养，适当增加维生素摄入，坚持体育锻炼，增强呼吸循环功能，对预防高空减压病具有积极意义。

6. 健康教育

加强空乘人员对高空减压病的认识，如高空减压病发生的原因、高空减压病发生后的处理和治疗、高空减压病的预防等，以更好地应对高空减压病。

五、鼻出血

（一）临床表现

鼻出血即鼻腔单侧或双侧间歇性反复出血，也可持续出血，出血量多少不一。少量出血呈点滴状，大量出血时血凝块可堵塞鼻腔，鼻腔后部出血时血液常经咽部入胃。反复出血者可出现贫血表现，大量出血者可出现休克征象，患者因恐惧可引起血压升高，加重出血。

（二）客舱内处理原则

1. 一般处理

安慰患者，使其保持镇静，嘱患者取坐位或半卧位休息，保持头部稍前倾，同时张口呼吸。可用冷水浸湿的毛巾或纱布轻轻擦拭患者口鼻周围的血渍，或用毛巾包上冰块冷敷鼻根部。如果血液流入口腔，嘱患者尽量吐出，避免吞咽后引起恶心呕吐。

2. 止血处理

少量出血时嘱患者用手指捏紧双侧鼻翼或将出血侧鼻翼压向鼻中隔，持续加压

10~15 分钟，出血较多时也可将止血药物，如 1% 麻黄素、1‰肾上腺素或凝血酶等以纱布浸湿，填塞鼻腔数分钟至数小时。出血量大者可用膨胀海绵、羟甲纤维素水胶等新型止血材料进行填塞止血。如有云南白药等也可撒在棉球上塞入患者鼻腔。患者精神高度紧张时可适当使用镇静剂，血压明显升高者控制血压可帮助止血。

下机后可根据患者病情选择适当的治疗，如激光、电凝、烧灼、前鼻孔填塞术、后鼻孔填塞术、鼻内镜下止血法、血管结扎术、鼻中隔手术等，也可采用全身治疗。

任务活动 4　处置高空减压病和鼻出血

工作任务

1. 了解高空减压病的基本理论知识。
2. 了解鼻出血的处理原则。

任务准备

1. 全班同学分成若干个小组（5~6 人一组），每小组选拔组长 1 名，并选取团队名称（表 5.15）。

表 5.15　学生分组信息表

班级		组号		指导老师	
组长		学号			
组员	姓名	学号	姓名	学号	

2.复习高空减压病的常见原因、影响因素、发作表现、紧急处理、预防措施等相关知识。

3.小组分工合作，共搜集高空减压病案例至少1个。

4.复习飞行过程中乘客出现鼻出血时的救护知识。

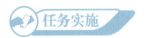

1.案例展示

由厦门飞往北京的某航班在海拔8000 m高空飞行时，因机械故障致增压舱失密，乘客发生急性高空缺氧、高空减压病。经紧急处理病情得到很快控制，部分乘客在飞机就近迫降后被送往医院进一步救治。

案例一

多名乘客反映有不同程度头晕、头痛、心慌气短、呼吸困难、耳鸣、耳痛、听力下降、口鼻流血等症状，乘务长立即组织乘务员进行检查，发现：11名乘客鼓膜穿孔；13名乘客血压偏高、心率快；部分乘客轻度机械性擦伤。

案例二

情况紧急，乘务长立即率领乘务组、安保组对乘客进行紧急处理，在安抚乘客情绪，协助乘客系好安全带，并进行吸氧、镇静、降压、1%麻黄素滴鼻等处理后，部分乘客的病情得到缓解。另一部分乘客在飞机备降后被送入医院进一步治疗。

案例三

某飞往新加坡的航班上，一位70岁的女性乘客在卫生间突然出现鼻腔大出血的情况，被机组人员发现后扶回座位。机组人员广播寻找同机医师乘客帮助，一起安抚患病乘客情绪，协助其卧位休息，嘱其吐出口中血液，张口呼吸，并做了持续压迫止血、鼻翼两侧冷敷等紧急处理，出血情况得到控制。其后该乘客再次出血，出于安全考虑，机组决定在深圳临时降落，将其送往医院进一步救治。

民航客舱应急救护

2. 问题讨论

（1）综合分析导致情境中高空减压病出现的原因。

（2）尝试归纳如何有效避免民航客舱高空减压病的发生。

（3）综合分析情境中鼻出血的原因。

（4）尝试归纳民航客舱乘客鼻出血的应急处理措施。

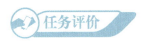任务评价

请根据以下评价标准对任务完成情况进行评价（表5.16）。

表 5.16　高空减压病基本理论工作任务评价表

姓名		学号		分值	自评得分
评价项目	评定标准				
学习态度	课堂表现良好，按时保质完成任务			10	
合作能力	积极配合小组成员完成任务			10	
案例适配度	案例符合题目要求			30	
分析能力	针对案例进行高空减压病、鼻出血原因的分析准确			20	
情境表演	针对案例进行高空减压病的紧急处理、鼻出血急救措施的分析准确			30	
合计				100	
综合评价	小组自评（20%）	小组互评（30%）	教师评价（50%）	综合得分	

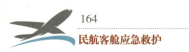
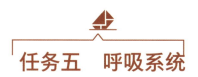

任务五　呼吸系统

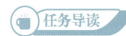

一、过度换气综合征

（一）概述

过度换气综合征，又称高通气综合征，是指由于呼吸频率过快或者幅度过深导致的肺通气量异常增加，引起体内二氧化碳分压降低至正常水平以下的状态。它属于一种心身疾病，通常情况下，患者本身没有器质性病变。

在飞行活动中，过度换气通常是由于恐惧、焦虑、精神紧张，以及缺氧、加压呼吸、振动、高温等因素，造成患者不由自主地发生呼吸过快过深，肺通气量增加，二氧化碳排出过多，发生以呼吸急促、手足抽搐、紧张焦虑、恐惧多疑为主要临床表现的一组综合征。

过度换气通常为轻度、一过性的，只有在极少数情况下才会发生严重的过度换气。如果处置不当，会导致患者意识丧失，甚至危及生命安全。

（二）临床表现

1. 过度换气的症状

早期症状是头晕、眩晕、四肢和嘴唇周围表皮麻木并有刺痛感，视力模糊和思考能力减退等。随着过度换气症状逐渐加重，还会出现肌肉痉挛特别是四肢和面部肌肉痉挛，直至意识障碍甚至丧失。

2. 过度换气的体征

过度换气最常见的客观体征是呼吸加快加深、皮肤苍白发凉、湿冷、发紧、肌肉痉挛、僵直，尤以手足痉挛或麻木较常见。面部肌肉痉挛引起面部强直和嘴角下垂。当动脉血二氧化碳分压低于 2.0 kPa（15 mmHg）时，由于全身骨骼肌紧张性收缩，整个身体可变为僵直状态，当动脉血中二氧化碳分压降至 1.3 kPa（10 mmHg）以下时，可导致意识障碍，直至意识丧失。

3.过度换气与缺氧的鉴别

过度换气与缺氧的症状相似，尤其是主观症状上不易区分，如头晕、四肢麻木、视力模糊、注意力分散等。但是处置原则不同，因此准确迅速地对二者进行鉴别是非常重要的。过度换气与缺氧的鉴别要点：

（1）过度换气的症状是逐渐加重的，症状出现缓慢，缓解也缓慢，诱因不解除，症状越来越重。急性缺氧的症状通常出现很快，缓解也快。

（2）过度换气严重时会出现肌肉痉挛和强直，缺氧严重时出现肌无力，不会出现手足痉挛和肌肉僵直。

（3）过度换气症状不能通过呼吸纯氧缓解，缺氧的症状可以通过呼吸纯氧缓解。

（4）飞行过程中出现过度换气后，若诱因不能排除，症状不能通过降低高度缓解，缺氧症状可由降低高度而缓解。

（三）客舱内处理原则

在飞行过程中，如果出现头晕、眩晕、四肢和嘴唇周围表皮麻木并有刺痛感，视力模糊和思考能力减退等症状，要考虑到有可能发生了高空缺氧或者过度换气。确认座舱压力、供氧显示正常，可排除缺氧的可能性。如果上述症状出现在座舱高度3000 m以下，说明发生了过度换气。

临床治疗应以心理疏导为主，辅以呼吸管理、对症治疗，大多数均可获得较好的临床疗效，吸氧和药物治疗多属于安慰性质。

（1）心理疏导：将患者置身于安静的环境中，简要向患者和家属解释发作时的症状与过度换气之间的关系，使患者能够认识症状产生的原因。采用暗示疗法进行心理疏导，暗示患者只要采用某些方法配合治疗，就能很快好转。关键是让患者产生信任感而积极配合治疗，叮嘱围观的家属不要过分担心和焦急，以免加重患者心理负担。

（2）呼吸管理：使患者的浅快呼吸向正常呼吸节律转变，可以让患者跟随指令以正常节律和深度进行呼吸，待患者练习体会数次后，继续自主地按照此节奏调整呼吸。依从性较好的患者，可以口鼻对着袋囊反复呼吸以增加吸入气的二氧化碳浓度。

（3）对症治疗：搐搦严重者可予以葡萄糖酸钙静脉缓慢推注；恶心、呕吐者可予以盐酸甲氧氯普胺注射液10 mg肌内注射，过度烦躁紧张者可给予镇静药物地西泮注射液10 mg缓慢静注；主观感觉缺氧（实际氧合指数正常）或疑心较重短时间内不易

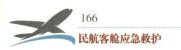

疏导的患者，也可以给予安慰性质的吸氧或输液。

二、支气管哮喘

支气管哮喘是商务飞行乘客中最常见的呼吸系统疾病。一般来讲通过使用药物获得良好控制、病情稳定的哮喘患者能安全乘坐飞机。目前建议：医生应向哮喘患者强调在飞行途中服用应服的所有药物且需要带足药量。另外也有推荐哮喘患者应携带短效吸入性支气管扩张剂和一个疗程的口服糖皮质激素以备急用。严重哮喘患者或哮喘控制不好者不应乘坐飞机。有近期住院病史的哮喘患者也应限制航空旅行。

（一）哮喘急性发作时的救护

1. 急救措施

空乘人员对患者病情作出迅速评估，判断其发病原因，并且询问患者的既往史（包括过敏史、发病时间、发病时药物使用及患者的症状表现）。一旦患者被确诊为支气管哮喘急性发作，则采取以下急救措施：

（1）首先清除患者口中及鼻腔中异物，保持呼吸顺畅。

（2）确保患者半坐位或者端坐位，改善患者呼吸，持续低流量吸氧。

（3）向患者及家属索要随身携带药物及吸入装置，并协助患者应用。

（4）密切观察患者的病情进展情况，关注患者意识、呼吸音、哮鸣音及面色的变化等指标。

（5）吸药后要彻底漱口，且要仰头将水漱至咽部，以防吸入药物残留于口咽部，导致口咽黏膜受损，激素也会随唾液进入胃肠吸收入血引起全身反应。若气雾剂没有被使用超过一周时，应先向空气中试喷。

（6）在急救和护理过程中，工作人员需要做好家属和患者的心理护理，获得家属的积极配合，缓解患者对疾病的恐惧心理，保持其积极的心态。

2. 常用气雾剂的使用

（1）思力华使用步骤如下：

①打开防尘盖。

②从药品所带的包装中取出一粒专用胶囊，注意每次只需要一粒。

③把胶囊放入中心腔中。

④用力按下吸嘴和吸嘴垫，此时要听到"咔嚓"一声，才说明吸嘴盖好了。

⑤按下绿色的按钮，也就是"刺穿钮"，直至按平了，再松开。

⑥用药者先深深地呼出一口气，把肺里的空气都尽量排出去。

⑦将吸入剂的吸嘴放进嘴里含住，再深深地吸一口气，直到感觉胸腔被撑满。

⑧倒出废弃胶囊。

⑨冲洗。

吸气的时候要注意，要能感觉吸入剂里的胶囊在抖动，这表明用的力气是对的。并且应该每粒胶囊一共吸两次，这样才能确保胶囊里的药粉被完全吸收。

（2）准纳器使用步骤如下：

打开：用一手握住外壳，另一手的大拇指放在拇指柄上，向外推动拇指直至完全打开。

推开：握住准纳器的吸嘴对着自己，向外推滑动杆，直至发出"咔哒"声，表明准纳器已做好吸药的准备。

吸入：将吸嘴放入口中。从准纳器中深深地平稳地吸入药物，然后将准纳器拿出，继续屏气约10秒，关闭准纳器。吸入药物时切勿从鼻吸入。

任务活动5　掌握哮喘急性发作时的救护

任务准备

1. 全班同学分成若干个小组（5~6人一组），各小组选拔组长1名，并选取团队名称（表5.17）。

表 5.17　学生分组信息表

班级		组号		指导老师	
组长		学号			
组员	姓名	学号	姓名	学号	

2. 复习哮喘的定义、症状、急救措施等相关知识。

3. 小组分工合作，搜集机上乘客突发支气管哮喘相关的新闻或案例。

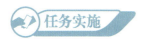 任务实施

1. 情境模拟

南航航班 CZ8762 刚起飞 20 分钟，一名年轻女士因为匆忙赶飞机，突发"支气管哮喘"出现呼吸困难、脸色苍白，全身冒冷汗等症状。简单询问得知旅客有多年哮喘病史，但哮喘药托运了，没有随身携带。

2. 问题讨论

（1）支气管哮喘的诱发原因及症状有哪些？

（2）该如何对乘客实施急救措施？

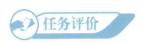

主要从同学们的学习态度、小组合作能力、机组人员对疾病相关知识的掌握及急救处理等方面进行评价，详细内容见表5.18。

表5.18 客舱疾病应急处置工作任务评价表

姓名		学号		分值	自评得分
评价项目	评定标准				
学习态度	课堂表现良好，积极主动，方法多样化			10	
合作能力	与小组成员合作交流，配合良好			10	
报告	能正确回答机上突发急症时向乘务长或机长汇报的内容			15	
疾病相关知识掌握	能叙述支气管哮喘的定义、症状及诱发因素			25	
急救措施	能对支气管哮喘的突发作出正确的急救措施			30	
模拟完整度	情境表演完整度较高，处置流程比较熟悉			10	
合计				100	
综合评价	小组自评（20%）	小组互评（30%）	教师评价（50%）	综合得分	

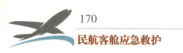
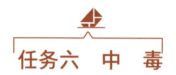

任务六　中　毒

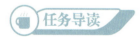

一、航空毒物中毒：酒精中毒、毒品反应

急性中毒是指某种有毒物质进入体内，扰乱或破坏机体的正常生理功能，使机体发生功能性或器质性改变的过程。急性中毒病情急骤，变化迅速，必须尽快作出诊断与救护处理。

（一）概述

1. 毒物进入体内的途径

（1）经呼吸道吸收：有毒有害物质经呼吸进入人体。

（2）经消化道吸收：液态或固态的毒物污染手或食物后，可随食物进入消化道；意外误食有毒物质、过量服用药物等。毒物进入消化道后主要由胃肠道吸收。

（3）经皮肤、黏膜吸收：有些毒物可直接通过污染的衣服经皮肤吸收，一些脂溶性毒物（有机磷农药）可穿透表皮而到达真皮层，经血管和淋巴管吸收。毒物经黏膜吸收较快，多与呼吸道吸收中毒同时发生。

（4）经静脉和肌内注射：有些药物经静脉或肌内注射进入人体，引起机体过敏或中毒，发病迅速。

2. 毒物的代谢与排出

1）毒物的代谢

毒物进入人体后，主要在肝脏代谢。多数毒物代谢后毒性降低（解毒），但也有少数毒物代谢后毒性反而增强。

2）毒物的排出

毒物在体内代谢的同时，也不断地排出体外。排出途径主要是呼吸道、肾脏和消化道，有一些可随汗液、消化液、乳液、月经排出，也有一些通过皮肤排出。

3. 应急救护原则

（1）乘务员要保护自身安全，做好自我防护，尤其是救护气体中毒的患者时危险最大。

（2）迅速让中毒者脱离中毒环境。

（3）经口误服者可立即催吐。意识不清、惊厥及误服强酸强碱者不能催吐。

（4）清除残留毒素，皮肤污染者应迅速脱去受污染的衣物，用大量流动的清水冲洗。污染眼睛者注意冲洗眼睛。

（5）保留好相关物品，供医学检测，明确诊断。

（二）急性酒精中毒

1. 定义

急性酒精（乙醇）中毒，俗称酒醉，是指由于短时间内摄入大量酒精或者含酒精的饮料后出现的中枢神经系统功能紊乱的状态。

乙醇吸收很快，通常在饮用酒精饮料后 1~2 小时血浓度达到高峰。饮料含醇越高吸收越快，空腹饮酒吸收更快，脂类食物可以阻止乙醇吸收。

2. 主要临床表现

（1）有一次性大量饮入含有酒精的饮料史。

（2）呼气或呕吐物有酒精气味。

（3）轻度中毒出现两眼充血、面色潮红、眩晕、脉搏跳动强烈，语无伦次。

（4）中度中毒患者处于昏睡状态，昏睡前可有烦躁不安、兴奋过度现象。体温、呼吸、脉搏正常。

（5）重度中毒患者出现昏迷，呼吸表浅、缓慢；脉搏细、皮肤湿冷，呈休克状态；瞳孔散大，发射消失，甚至会引起呼吸中枢麻痹而死亡。

3. 机上急救原则

（1）提防呕吐或抽搐，呕吐时注意防止呕吐物误入呼吸道。

（2）轻症可提供无酒精的饮料促进酒精迅速排出。

（3）鼓励进食，特别是高蛋白食品，如花生仁等。

（4）鼓励睡觉，注意保暖。

（5）密切观察患者生命体征。

（三）毒品反应

1. 定义

毒品作用于人体，使人体产生适应性改变，形成在药物作用下新的平衡状态。一

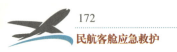

旦停掉药物，生理功能就会发生紊乱，出现一系列严重反应，称为戒断反应，也就是毒瘾发作。

2. 诱发病因

传统毒品以吗啡、海洛因、杜冷丁多见，毒瘾发作时以戒断症状为主。最常见的反应为打哈欠、流鼻涕、精神萎靡、心慌、出汗、畏寒眩晕、食欲差、恶心、呕吐、腹痛。新型毒品以K粉、冰毒多见，毒瘾发作时以精神症状为主，最常见的反应为精神、行为的异常改变，包括被害妄想、幻听、自残、情绪恶劣、易激动等。

3. 主要临床表现

（1）初为心跳加快，呼吸急促，后呼吸虚弱。

（2）昏迷、恶心。瞳孔大小异常，幻觉，饥饿。

（3）失去协调，总体神经过敏，对疼痛和敏感性减少。

（4）流泪，流鼻涕等。

4. 机上急救要点

（1）询问患者病史，观察患者生命体征。

（2）防止呼吸停止，呕吐和/或抽搐。在必要的情况下给予吸氧。

（3）与患者交谈，以得到对方的信任并帮助其保持意识清醒。

（4）请不要给予含咖啡因的饮料，咖啡因可引起人体兴奋、心跳加快等。

（5）为休克患者提供急救。

（6）必要时可给予镇静类药物。

二、食物中毒

（一）概述

食物中毒是指摄入了含有生物性、化学性有毒有害物质的食品或误把有毒有害物质当作食品摄入后，出现的非传染性急性、亚急性疾病，以急性感染或中毒为主要临床特征。

（二）食物中毒的来源

客舱内常见的食物中毒来源是被细菌或细菌毒素污染的食物，或者是霉变和含有真菌毒素的食物。

（三）临床表现

（1）潜伏期不同，从几分钟到数十个小时。

（2）多以恶心、呕吐、腹痛、腹泻等急性胃肠道症状起病，严重的可并发中枢神经系统症状，如头晕、头痛、复视或幻视、眩晕至不能睁眼或无法站立。

（3）有共餐经历的几乎同时出现类似症状。

（四）客舱内处理原则

1. 汇报及求助

一旦发现出现食物中毒的苗头，须立即报告乘务长，并及时通知机长以便了解情况。打开扩音器，寻找医生协助救治。

2. 关爱与支持

给予吸氧、保暖、提供热饮、隔离卧床休息等措施，可以缓解乘客病员的中毒损害和相应症状。安抚乘客病员情绪，避免紧张气氛蔓延；给予腹泻乘客淡盐水或补液盐溶液，防止休克。

3. 消毒及隔离

一旦发现乘客中有发热、恶心、腹泻等可疑感染性食物中毒的异常表现，须立即实施必要隔离措施。马桶要备有卫生覆盖纸，防止相互交叉感染；进一步确保空中餐的卫生，要随时消灭机舱蚊蝇，不要让机上污物扩散。

4. 封存食品与追溯原因

当出现食物中毒等食品安全质量问题，涉及客舱服务所提供的食品需封存，再由质检、生产、配送、采购仓储部门根据产品的批次及上述追溯路径进行追溯。

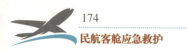

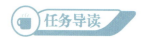

任务七　机上流产与分娩

一、机上流产

（一）概述

流产，俗称小产，最容易发生在怀孕的头三个月。当然，在胎儿脱离母体之前的任何时候都有可能发生流产。

妊娠不足 28 周、胎儿体重不足 100 g 而终止者称流产。在飞行过程中发生的流产称为机上流产，多发生在妊娠 12 周内，属于早期自然流产。如处理不当或处理不及时，可能遗留生殖器官炎症，或因大出血而危害孕妇健康，甚至威胁生命。

（二）客舱内处理原则

遇有孕妇出现流产症状后，乘务员对出现状况的孕妇进行询问和观察。乘务长将情况报告给机长，并广播寻找医生，由机长作出判断并决定飞机是否返航或备降。如果需要，机长会与地面取得联系，让其做好抢救准备。同时乘务组立即按照下面步骤进行急救：

（1）协助孕妇躺在铺有塑料布的垫子上。

（2）备好大量的热水和经过消毒的、吸水性好的垫布或脱脂棉及卫生纸。

（3）检查孕妇脉搏、呼吸、血压，以确定是否出现休克体征。

（4）可以使用一些止痛剂，如扑热息痛片等。

（5）用垫子将下肢垫高，以防休克发生。

（6）胎儿及其他妊娠物必须收集并保存于塑料袋等容器，以备医生或助产士检查，防止因部分妊娠物未排出而导致大出血。

（7）报告机长。因为不完全性流产会大量出血，可能发生休克，从而威胁孕妇生命，此时需送医院进行抢救。

二、机上分娩

分娩是正常的自然现象，并非应急事件。事实上，绝大多数婴儿也都是自然降生的，是不需要任何干预的。对于飞机上发生的孕妇意外生产，空中乘务员所要做的就是做好接产的准备工作，同时报告机长，并广播寻求相关医务人员，让乘客能够在安全的环境下顺其自然地分娩。

（一）分娩前的准备工作

1.接生用具（品）的准备

（1）大量热水和数个干净的盆。

（2）大量棉花和吸水性好的拭纸。

（3）装废弃物的污物桶。

（4）剪刀1把（必备）。

（5）25 cm左右长的绳子3根（必备）。

（6）塑料床单1条。

（7）将剪刀和绳子放在水中煮沸消毒约10分钟。

2.婴儿用品的准备

（1）毯子1条，用来包裹婴儿。

（2）消毒纱布1块，用来敷包打结剪断的脐带残端。

3.空中乘务员自身准备

（1）确定参加助产的乘务员。凡是有感冒或手与其他部位感染者均不得参加助产。

（2）剪去过长的指甲，并用肥皂彻底清洗手和前臂。

（3）将洗净的手在空气中晾干（如果有消毒手套就戴上）。双手洗干净后，不要再触摸未经消毒的东西，以便接触产道和婴儿。

（二）分娩的处置工作

1.第一阶段：子宫颈较大

对于第一胎产妇来说，第一阶段可能需要12个小时以上，但也有较短的；对于非第一胎的产妇来说，第一阶段可能只需要1~2个小时或者更短的时间。

（1）第一阶段的主要表现：

①腰部和腹部有规律地疼痛，这预示着生产的开始。

②腹部痉挛似的疼痛，频率逐渐加快，强度逐渐增强。

③阴道出血，有时可能仅仅只有几滴，说明胎膜已破。

（2）第一阶段的处置：

①选择一个合适的地方，以便能用帘子与舱内其他乘客隔开。

②在地板上放上便盆，让产妇小便。

③让产妇平躺，下面垫一条塑料床单。让产妇的头靠在枕头上，双膝抬起，脱光下身。

④将棉花或软布垫在产妇臀下，并给她上半身盖上毛毯保暖。

⑤保持舱内的安静，并安慰产妇。

2. 第二阶段：胎儿出生阶段

胎儿在该阶段经过骨盆从阴道产出。对于第一胎产妇来说，此阶段大约需要1个小时；而对于非第一胎的产妇来说，需要的时间要短得多。

（1）第二阶段的主要表现：

①腹痛的频率加快，每隔2~3分钟就疼痛一次；腹痛的程度加重；每次腹痛的时间延长，并伴有一种越来越强的胎儿要生下的感觉。

②会阴开始肿胀，在每次收缩时，都可以看到阴道内胎儿的头皮，预示即将分娩。

（2）第二阶段的处置：

①当胎儿的头部出现在阴道口时，要将头部托住，并且在以后产妇每次收缩时都要将头部托住，因为只有通过反复地收缩才能将胎儿挤出产道，其间胎儿还会缩回去。为了避免将胎儿弄脏，可用干净纱布将产妇的肛门盖住，并且在胎儿头部缩回去之前，将肛门上的脏物擦干净。

②在两次收缩之间，告诉产妇停止向下使劲，并张开嘴做深呼吸。等下次收缩来临时再继续用劲。当胎儿的头出来时，要稳住他／她，不要让他／她出来得太快。

③当胎儿的头转向一侧时，还应继续托住他／她，并把头放低，直到胎儿肩膀最上部出现在产道口时，再抬高头，使下肩娩出来。

④当胎儿躯体出来时，将其托出产道。

⑤将新生儿放在产妇的两腿之间，因为这时新生儿仍有脐带与母体相连。用拭纸将新生儿的口腔清理干净，等待第一声哭啼。如新生儿没有哭啼或没有呼吸，则应立即做呼吸循环的复苏。

⑥用毯子将新生儿包好，放在一边。

3. 第三阶段：胎盘和脐带排出阶段

（1）第三阶段的主要表现：

①胎盘从子宫壁分离。

②分娩后 10~30 分钟，产妇仍有轻微的收缩感觉和腹部疼痛。

（2）胎盘排出阶段的处置：

①产妇继续躺着，两腿像分娩时那样分开，一旦她感觉胎盘将出来时，令其使劲。此时，不能用拉拽脐带的方法来帮助胎盘剥离。

②将胎盘和与之相连的胎膜装入塑料袋，留着让医生和助产士检查。

③将产妇身体擦干净，垫上干净的卫生巾，嘱咐其休息。

（3）脐带的处置：

①胎盘与新生儿通过脐带连在一起，在分娩后约 10 分钟，脐带停止搏动。这时，用两条准备好的线绳在离婴儿腹部 15 cm 和 20 cm 两处紧紧扎住。

②用消毒剪刀在结扎的脐带中间剪断，注意不要太靠近结头。

③用消毒纱布敷包脐带残端。

④ 10 分钟后观察脐带残端是否有出血，并用剩下的线绳将离婴儿腹部 10 cm 处的脐带残端结扎。

⑤如果有消毒纱布，就将脐带用消毒纱布敷包好；否则，就将脐带暴露在空气中。

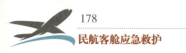
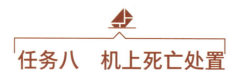

任务八　机上死亡处置

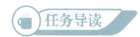

机上如有旅客突发疾病经乘务员或医生按照乘务员手册及医学护理原则进行施救后仍未能恢复的旅客，客舱乘务员应按照以下方式进行处理。

一、死亡的判定

（一）有医务人员在场时

（1）由医务人员判定旅客是否属于死亡。如判定乘客死亡，客舱乘务长填写《紧急医学情况报告单》并由死者家属（或同行人员）、医务人员、机长、乘务长在相应位置分别签名，寻求至少两名见证人（乘客）签名确认。

（2）乘务长及时向机长汇报死者、死者家属、客舱旅客的情况，由机长与地面进行联系，并决定飞机继续飞行、返航或备降。

（二）无医务人员在场时

（1）客舱乘务员无权宣布患者死亡，应利用机上可用资源尽一切可能救助旅客，实施心肺复苏，如急救员体力不支，则更换急救员。

（2）救助过程中，心血管疾病病患身体不能随意搬动，起飞、下降过程最好进行身体固定，以免因碰撞引起次生伤害，如无法固定，维持原地平躺状态。

（3）乘务长及时向机长汇报客舱救助情况，由机长与地面联系，尽快备降并要求地面做好危重患者抢救准备。

（4）乘务长填写《紧急医学情况报告单》（表5.19），应按抢救时间点详细记录。

表 5.19　《紧急医学情况报告单》

航班号 FLIGHT	机号 AIRPIANE No.		日期 DATE	备降地 ALTERNATE	
病人姓名 NAME	性别 SEX	国籍 NATIONA LITY	年龄 AGE	证件号 PASSPORT NO.	
座位号 SEAT	目的地 DESTINATION	联系电话 TELEPHO NE	住址 ADDRESS		
事件情况 EMERGENCY			处理过程 PREPARATION		
证明人 姓名 WITNESS	地址 / 电话 ADDRESS/TELEPHONE	国籍及证件号 NATION ALITY&PASSPORT NO.	座位号 SEAT	签名 SIGNATURE	
处理人签名 NAME OF PREPARATION	地址 ADDRESS	联系电话 TELEPHONE		签名 SIGNATURE	
乘务长签 名 PURSER					

二、机上死亡乘客放置要求

（1）急救无效乘客选择放置在与大部分乘客隔离的区域，可选择带有隔帘的休息区或带有隔帘的区域，如机上可利用的区域较少时也可以选择普通舱后排，用毛毯铺盖座椅做隔离（可适当调整乘客座位）。

（2）机长决定急救无效乘客具体放置的位置，但必须征得该乘客随行人员的同意。

（3）在搬移过程中可以用急救的名义向其他乘客解释，避免引起乘客恐慌。

（4）急救无效乘客安放妥当后，应进行束缚，避免飞机落地时的冲击力造成该乘客移动。

（5）飞机落地后，等待警方、检验检疫、机场急救部门等地面相关单位的指令，未得到机长的许可前，不得搬动该乘客。

三、处置过程其他注意事项

（1）如果该乘客有随行人员，询问随行人员该乘客的既往病史和近期情况，书面记录并请其签字确认，如有可能提供《医疗诊断说明书》。

（2）对其他乘客不主动告知急救事件，如乘客问询可告知实施急救措施；客舱乘务员之间的信息传递也避免使用"死亡"等敏感字样，应保持镇定，继续客舱服务工作，以免引起乘客恐慌。

（3）注意安抚随行人员情绪，并主动告知后续的处置措施。

（4）将该乘客使用过的毛毯、水杯等物品进行隔离，落地后根据检疫部门要求进行处理。

（5）飞机落地后，根据相关部门的安排，等待机长下达旅客可下机的指令后，安排其他乘客下机。

（6）协助警方、检验检疫、机场急救部门等单位的相关要求，开展后续的清舱、喷药等工作，并配合警方调查。

四、取证要求

（1）详细记录从发现乘客不适到实施救助的整个过程，包括但不限于：
①广播找医生。
②伤病员乘客体位。
③各类分泌物的情况（颜色、性状、量）。
④使用何种药物、药物来源、药量、用药方式、服药后效果。
⑤吸氧流量、停止吸氧的时间、吸氧后的效果。
⑥其他抢救方法的详细记录。
（2）记录完成后请乘客家属、同行乘客、周围乘客亲笔签字确认，并留下联系方式。

（3）在对伤病亡乘客进行现场救助的同时，尽量协同航空安全员使用执勤记录仪进行全程影像拍摄，取证时应包含全局、细节各部分。

任务活动 6　掌握乘客突发急症的应急处置流程

任务准备

1. 全班同学分成若干个小组（5~6 人一组），各小组选拔组长 1 名，并选取团队名称（表 5.20）。

表 5.20　学生分组信息表

班级		组号		指导老师	
组长		学号			
组员	姓名	学号	姓名	学号	

2. 了解客舱常见的急症并熟悉相应的临床症状。

3. 掌握突发急症的应对措施，能初步判断患病乘客的病情。

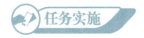 任务实施

小组分工合作，以情境模拟的形式，更深刻地掌握突发急症的应对措施。

任务评价

主要从同学们的学习态度、小组合作能力、突发疫情汇报内容、飞机自身防护及保护舱内健康人员等方面进行评价，详细内容见表5.21。

表5.21　突发急症的应急处置工作任务评价表

姓名	学号			分值	自评得分
评价项目	评定标准				
学习态度	积极主动谈论，课堂表现良好			10	
合作能力	与小组成员合作交流，配合良好			10	
知识掌握	能列举客舱常见急症并简述相应临床症状			15	
有效处理	可以根据患者症状采取初步处理措施，为后续专业治疗提供支持			20	
病情判断	可根据掌握的相关知识进行简单的病情判断，辨别有相同表现的疾病			15	
人文关怀	安抚患病旅客情绪，同时服务好其他旅客			10	
模拟完整度	情境表演完整度较高，处置流程比较熟悉			20	
合计				100	
综合评价	小组自评（20%）	小组互评（30%）	教师评价（50%）	综合得分	

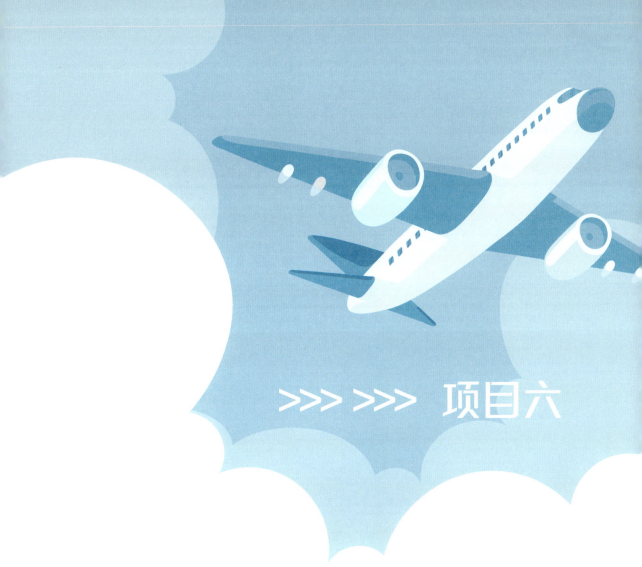

>>> >>> 项目六

高原机场救护

项目导读

　　我国有世界上最大的高原面积和最多的高原居住人口，因此我国也是高原机场最多的国家。初次乘机到高原的人，大多数被湛蓝的天空和清新的空气吸引，但高原地区的缺氧、寒冷等地理环境也会影响人们的健康。如防护不当，则引发各种高原病，严重时甚至危及生命。正确认识高原环境，熟悉各类高原病的预防措施和处置原则，能显著降低高原病的发生率，帮助我们有效应对各类高原病。

学习目标

知识目标

1. 了解高原机场的分类。

2. 熟悉高原机场地理环境特点及其对人体的影响。

3. 熟悉常见的高原病。

能力目标

1. 正确处置各类高原病。

2. 掌握各类高原病的预防要点。

素质目标

1. 培养空乘人员的社会责任感，提高其团结协作的能力。

2. 牢固树立空乘人员高原机场救护安全意识，培养工作中预防为主、防治结合的责任意识。

思维导图

高原机场 ｜ 高原机场地理环境特
的分类 ｜ 点及对人体影响

1
了解高原机场地理环境对人体的影响

2 ｜ **3**
熟悉常见高原病的防治方法 ｜ **空勤人员高原飞行时的注意事项**

项目六

高原病相关 ｜ 常见急性高 　　　 高原环境对空 ｜ 空勤人员进入高 ｜ 高原飞行时空勤
概念 ｜ 原病 　　　 勤人员的影响 ｜ 原前准备事项 ｜ 人员注意事项

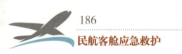

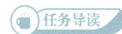

任务一 认识高原机场及环境特点

任务导读

一、高原机场的分类

（一）概述

海拔高度在 1524 m（5000 英尺）及以上但低于 2438 m（8000 英尺）的机场为一般高原机场。海拔高度在 2438 m（含）以上的机场为高高原机场。一般高原机场和高高原机场统称为高原机场。

截至 2023 年 4 月，我国拥有高原机场和高高原机场数量分别为 23 个、20 个，总数位居世界第一。

（二）首次进入高原机场运行的客舱乘务员训练要求

2015 年 11 月，中国民用航空局下发了《高原机场运行》咨询通告，对合格证持有人申请进入高原机场运行和实施安全管理提供指导。此咨询通告明确规定了首次进入高原机场运行的客舱乘务员训练要求，总计 8 小时，其中理论 4 小时，实际操作 4小时，具体训练内容见图 6.1。此外，西南管理局局务会审议并通过了《西南地区高高原机场飞行运行机组成员航空卫生工作管理办法》，针对高高原机场运行风险高、保障难度大等特点，从医学标准、用氧要求、医学培训、疲劳管理、健康管理等方面对高高原机场飞行运行机组成员的航空卫生管理工作做了全面具体的要求。

二、高原机场地理环境特点及对人体影响

（一）高原机场地理环境特点

高原机场所处位置海拔高，自然环境特殊，是诱发、加重高原病的根本原因。因此，了解高原机场地理环境特点，对民航乘务员日常保健和高原病的预防、治疗意义重大。

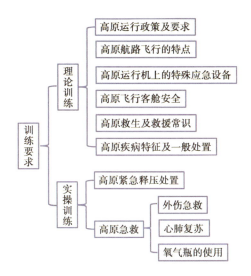

图 6.1　首次进入高原机场运行的客舱乘务员训练要求

1. 大气压低，氧气稀薄

地球表面被一层厚约 200 km 的大气层包围，由于重力作用，空气对地面产生压力，且大气越接近地面的高度，则越密集，对地面的压力也越大；越远离地面越稀薄，对地面的压力越小。因此，随着海拔高度增加，大气压逐渐下降，人体组织细胞供氧减少，氧分压也随之降低，从而导致机体缺氧。海拔越高，大气压越低，缺氧程度也就越严重。

2. 寒冷

高原机场海拔高，气压低，空气稀薄，大气保温差，导致大量热量散失。研究表明，一般海拔高度每升高 1000 m，气温下降 6℃。因此，高原地区比同纬度的其他地区更寒冷。此外，高原植被稀少，太阳光线直接照射在石头、砂砾构成的地面上，而石头砂砾的比热容小，吸热快、散热也快。因此高原气候昼夜温差较大，高达 15~30℃。

3. 干燥、风大

这是由于海拔高度增加，空气中的水蒸气含量下降所致，海拔高度越高，水蒸气含量越低，空气也越干燥。此外，随着海拔升高，气流的速度也会增大，因此在高原地区风大且风向多变，容易造成客机的颠簸。

4. 日照充足，辐射强烈

由于高原空气稀薄且洁净度高，对于太阳辐射的吸收和散漫作用减弱，且高原常年积雪，太阳辐射的反射增强，因此高原的太阳辐射较平原更强。一般而言，海拔每升高 100 m，辐射强度约增加 1%，紫外线强度增加 3%~4%，海拔越高，增加幅度越大。

（二）高原机场地理环境对人体的影响

高原机场低压低氧、强辐射、干燥、寒冷等地理环境对人体生理和心理均产生显著影响，导致机体发生一系列病理生理变化。

1. 高原低氧环境对人体主要生理功能的影响

高原环境的缺氧是低压力性导致的缺氧，是高原环境影响人体健康的最主要因素。高原缺氧对机体的影响主要取决于海拔高度、进入高原的速度和在高原的停留时间。低氧对人体的影响是多方面的，其中对缺氧最为敏感的是大脑。因此乘飞机快速进入低海拔高原时，神经系统兴奋，表现为紧张、易激动等，继而出现头痛头晕、失眠、健忘等，且认知功能下降。进入高海拔高原时，则由兴奋转入抑制，表现为嗜睡、意识淡漠、反应迟钝等。此外，心肺由于缺氧出现呼吸加快加深、心率加快；胃肠道缺氧可表现为腹胀、恶心、呕吐、食欲不振等。

2. 高原寒冷对人体的影响

高原气候寒冷、昼夜温差大，气候变化剧烈，尤其是高高原机场，冬季气候十分寒冷，不利于人体对高原的适应反应，是高原病的主要诱因，且缺氧与寒冷共同作用，可加重高原对人体的损伤。此外，低温易引发上呼吸道感染，在缺氧情况下，其恢复时间较平原更长。此外气候寒冷，引起人体散热增加，容易造成组织冻伤，发生冷伤等。

3. 高原大风、空气干燥、强辐射对人体的影响

高原风大，会增加机体氧耗，导致机体疲劳与衰竭。高原空气干燥，使口唇等敏感部位出现干燥，引起口渴、皮肤黏膜干燥，从而发生皮肤皲裂、鼻出血等症状。在高原如皮肤长时间暴露在日光的强辐射下，可出现灼伤、日光性皮炎和皮肤色素沉着等。

任务活动 1　了解高原机场地理环境对人体的影响

任务准备

1. 全班同学分成若干个小组（5~6 人一组），各小组选拔组长一名，并选取团队名称（表 6.1）。

表 6.1 学生分组信息表

班级		组号		指导老师	
组长		学号			
组员	姓名	学号	姓名	学号	

2. 掌握高原机场环境特点并搜集其对人体影响的相关素材、资源。

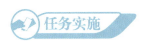

1. 情境模拟

赵某某，上海某大学学生，利用暑假独自前往拉萨旅游。在出发的航班上，飞行途中遭遇强烈的气流，出现严重颠簸，失重感十分强烈。若你是此趟航班的乘务员，请根据示例，模拟完成相关处置。

2. 问题讨论

（1）高原飞行突遇强气流时机组人员应如何处置？

（2）高原机场地理环境有哪些特点？

（3）高原环境对人体有哪些影响？

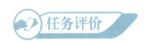 任务评价

　　任务评价主要是从同学们的学习态度、资料准备情况，各小组成员沟通协作、情境模拟表演等几个方面进行评价，详细内容见表6.2。

表 6.2　《了解高原机场地理环境对人体的影响》工作任务评价表

姓名		学号		分值	自评得分
评价项目	评定标准				
学习态度	学习态度认真，积极主动，方法多样			10	
职业素养	热爱空中乘务工作，体现较强的敬业精神，有较强的服务理念和服务意识，有良好的职业习惯			10	
协调能力	与小组成员、同学之间能合作交流，协调工作			10	

续表

姓名		学号		分值	自评得分
评价项目	评定标准				
高原机场分类	能正确口述高原机场的定义及分类			10	
高原机场环境	能正确口述高原机场地理环境特点			15	
高原环境对人体的影响	能正确口述高原环境对人体的影响			15	
工作完整	能按时完成任务			15	
要领掌握	项目知识点理解正确			15	
合计				100	
综合评价	小组自评（20%）	小组互评（30%）	教师评价（50%）	综合得分	

任务二　熟悉常见高原病的防治方法

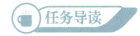

一、高原病相关概念

（一）概述

随着海拔高度增加，机体反应也越来越明显，海拔越高，对机体的影响越大。医学上把海拔 3000 m 以上的地区称为高原地区，超过这一高度，人体会产生明显的高原反应，高原病的发病率也随之升高。但是，个体对高原的耐受性存在差异，耐受性差的人，在海拔 2000 m 以上也可出现明显的高原反应。

（二）高原病的特点

由于高原急慢性缺氧引起的人体病理生理改变、机体损伤，在高原地区特有的疾病称为高原病。高原病分为急性高原病和慢性高原病。急性高原病是指进入高原或由高原进入海拔更高高原后数周内发病的高原病，多发生于进驻高原数小时或 1~7 天内。慢性高原病通常指达到高原后 1 年以上时间发病。

高原病的特征是海拔越高，发病率越高；登高速度越快，发病率越高；运动量越大，发病率越高。此外，寒冷、感冒和剧烈运动均是高原病的主要诱发因素。

二、常见急性高原病

急性高原病主要包括急性高原反应（急性轻型高原病）、高原肺水肿、高原脑水肿；慢性高原病主要包括高原红细胞增多症、高原心脏病和高原衰退症。航空乘务人员根据实际工作情况需重点关注急性高原病，其发生率与进驻高原的海拔高度、进入高原的方式与速度，人员的劳动强度及心理、身体状况等密切相关。

（一）急性高原反应

1. 定义

急性高原反应，又称急性轻症高原病，是最常见的高原病，在海拔 3700 米高原的发生率为 30%。它是指由平原进入高原或从高原进入海拔更高高原后，机体短时间内发生的一系列急性缺氧表现。

2.临床表现

急性高原反应的主要症状为头痛、头晕、心慌、气短、恶心、呕吐、食欲减退、鼻出血、手足发麻、手足抽搐、关节痛、失眠、口唇和指甲发绀，面部或四肢可伴有轻度水肿。多在进入高原后 4~5 小时发病，48~72 小时为高峰，返回平原后多能不治而愈。

3.评定标准

目前国际上通常依据头痛、胃肠道症状、疲乏无力、头晕目眩和睡眠障碍五个方面的严重程度来进行评分，从而判断有无急性高原反应以及严重程度如何。具体判定方法见表 6.3。

表 6.3　急性高原反应判定标准

症状	严重程度	评分
头痛	完全无头痛	0
	轻度	1
	中度	2
	严重头痛，无法忍受	3
胃肠症状	无	0
	食欲减退或恶心	1
	中度恶心或呕吐	2
	严重恶心、呕吐，无法进食	3
疲乏无力	无	0
	轻度	1
	中度	2
	严重，以致不能工作	3
头晕目眩	无	0
	轻度	1
	中度	2
	重度，以致不能工作	3
睡眠障碍	睡眠正常和平时一样	0

续表

症状	严重程度	评分
睡眠障碍	和平常比睡眠不深	1
	难以入睡，多次醒来	2
	通宵难眠	3

注：最终判断标准是根据以上打分作出自我评定，如果有头痛且评分高于等于 3 分，就可以诊断为急性高原反应，评分越高，说明病情越严重。

4. 处置方法

治疗急性高原反应的原则是休息、吸氧和对症治疗。轻度患者一般不需要治疗，多数经过 12~48 小时症状自然缓解或消失。吸氧对治疗急性高原反应十分有效，飞行过程中，如有条件，可采取 2 L/min 的低流量持续吸氧。

5. 预防要点

（1）加强心理适应性训练，克服紧张或无所谓的心理。

（2）进入高原前进行身体适应性训练；进入高原前进行健康筛查，若患有不适宜进入高原的疾病应选择暂停进入。

（3）感冒症状明显，体温超过 38℃，应暂缓进入高原。

（4）可遵医嘱提前服用红景天等药物，进入高原应遵循逐渐登高、逐渐习服的原则。

（5）进入高原初期不做剧烈活动，避免剧烈体力劳动，保证充足休息，防寒保暖，谨慎洗澡。

（二）高原肺水肿

1. 定义

高原肺水肿是一种严重的急性高原病，发病特点为起病急、进展快、危害大，如救治不及时，可在较短时间（12 小时内）导致患者昏迷，甚至死亡。高原肺水肿一般在 4000 m 以上的高原发病，也可在 2500~3000 m 的高原发病。初入高原人群其发生率为 1%~2%，救治不及时则死亡率可升至 10%。

2. 发病原因

高原肺水肿的发病直接原因是缺氧，常见的诱因有寒冷、上呼吸道感染、过度劳累、饮酒等。高原肺水肿具有显著的个体易感性和再发倾向，即患过肺水肿的人群再次到高原时很容易再发。

3. 临床表现

高原肺水肿的患者早期大多出现剧烈头痛、呼吸困难（安静状态时也喘气困难）、咳嗽、咳白色或粉红色血性泡沫痰、口唇、指甲、颜面发绀、心慌、胸闷、惶恐不安、易疲乏、四肢软弱，个别严重者可出现尿少、咳嗽出现血性泡沫样痰，甚至意识不清。

4. 处置方法

高原肺水肿患者应严格卧床休息，患者应采用半卧位，注意保暖，遵循"三个尽早原则"，即尽早给氧，尽早服药，尽早下送。乘务员一般采取持续高流量（4~8 L/min）吸氧，对缺氧严重者可给予特高流量（10 L/min）持续吸氧。乘务员迅速呼叫专业医务人员，如条件允许，可将患者迅速送入低海拔（3000 m 以下）地区。此外，还应做好患者的心理护理，多与患者沟通，帮助患者战胜对高原的恐惧，树立战胜疾病的决心。

（三）高原脑水肿

1. 定义

高原脑水肿是最为严重的一种急性高原病，是指由于快速进入高海拔地区，因缺氧引起脑功能障碍，又称高原昏迷。高原脑水肿常发生在海拔 3700 m 以上的地区，发病特点为起病急、病情重、病死率高。

2. 发病原因

急性缺氧是高原脑水肿发生的根本原因。其诱发因素主要包括急性高原反应、上呼吸道感染、过劳、剧烈运动、受寒、大量饮酒以及海拔升高的速度等。

3. 临床表现

剧烈头痛；恶心呕吐，且常为喷射性呕吐；步态不稳，醉酒状；视觉、听觉或嗅觉等异常；情绪、性格明显改变（如欣快感、烦躁或表情淡漠）。其中前两种为高原脑水肿的典型症状。

4. 处置方法

当出现剧烈头痛和恶心呕吐时，乘务员应高度警惕高原脑水肿的发生。若疑为高原脑水肿，应立即采取以下措施：立即停止活动，坐下休息，采取保暖措施；立即吸氧；在专业医务人员指导下立即服用地塞米松或乙酰唑胺；马上安排下撤。

5. 判断方法

如果以下内容做不到或感觉完成很困难，则怀疑为高原脑水肿。

（1）能否脚跟碰脚尖沿直线走 5 m ？

（2）能否倒着背出自己手机号码后 4 位？

（3）能否用手指反复、快速、准确地依次指出自己的鼻子、耳朵、眼睛？

6. 预防要点

高原脑水肿进展很快，如果不及时处理很快就会发生意识恍惚、昏睡、昏迷，甚至死亡。高原脑水肿发病率不高，但病死率很高，因此预防十分重要。

（1）曾有癫痫、抽搐等病史的人群，不宜进入 3500 m 以上的高原。

（2）注意防寒保暖，预防感冒。

（3）避免剧烈运动和过度劳累。

（4）急性高原反应严重时应停止继续登高，尽快安排下撤。

任务活动 2　熟悉常见高原病的防治方法

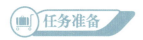 任务准备

1. 全班同学分成若干个小组（5~6 人一组），各小组选拔组长一名，并选取团队名称（表 6.4）。

表 6.4　学生分组信息表

班级		组号		指导老师	
组长		学号			
组员	姓名	学号	姓名	学号	

2. 复习常见急性高原病的临床表现、处置方法及预防要点。

3.小组成员分工，搜集急性高原病的相关新闻和案例。分组准备案例分析、PPT、图片等。

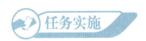

1.情境模拟

（1）一组同学扮演初入高原突发急性高原反应的情况，另一组同学扮演同行人员，模拟急性高原反应时的处置措施。

（2）分组讨论，每小组选 1~2 名同学代表发言，分析同行人员采取的措施是否正确，总结其处置措施的优点与缺点。

2.问题讨论

（1）急性高原反应的处置方法有哪些？

（2）初入高原，如何有效预防急性高原病？

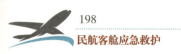

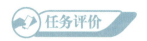

任务评价主要是从同学们的学习态度、资料准备情况，各小组成员沟通协作、情境模拟表演等几个方面进行评价，详细内容见表6.5。

表 6.5 《熟悉常见高原病的防治方法》工作任务评价表

姓名	学号		分值	自评得分
评价项目	评定标准			
学习态度	学习态度认真，积极主动，方法多样		10	
职业素养	热爱空中乘务工作，体现较强的敬业精神，有较强的服务理念和服务意识，有良好的职业习惯		10	
协调能力	与小组成员、同学之间能合作交流，协调工作		10	
急性高原病的处置措施	能正确口述常见急性高原病的症状特点及处置方法		10	
急性高原病的预防	能正确理解并简述急性高原病的防治测量		15	
工作完整	情境表演完整，能按时完成任务		15	
要领掌握	项目知识点理解正确		15	
展示汇报	思路清晰，能准确表达，汇报工作成果		15	
合计			100	
综合评价	小组自评（20%）	小组互评（30%）	教师评价（50%）	综合得分

任务三 空勤人员高原飞行时的注意事项

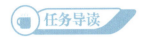

一、高原环境对空勤人员的影响

当空勤人员由低海拔地区进入高海拔地区时，将与普通人群一样面临高原特殊的地理环境和气候，从而引起身体、心理上的一系列不适反应。

（1）高原恶劣环境易给空勤人员的身心健康和客舱操作带来不利影响。高原环境下缺氧易导致认知疲劳，注意力、反应敏捷度和平衡力等下降。

（2）高原低压、低氧、寒冷等特点易引起空勤人员心率加快、血压升高、心脏负荷加重，影响操作功能，且易出现情绪激动、表情淡漠等情况。

（3）空勤人员由内地到高原可能会产生时差反应，加之高原缺氧易引起睡眠障碍，因此容易出现晚上睡不着、早上醒得早，以及心慌、疲倦等情况。

（4）高原地区气流不稳，风大且风向易变，因此飞行中的空勤人员容易发生晕机、疲劳等现象，飞行过程中其执行各项操作的难度增加。

（5）首次前往高原地区执行任务的空勤人员面对高原陌生环境，可能会产生恐惧、悲观、焦虑等心理，从而引发一系列身心反应。

二、空勤人员进入高原前准备事项

对于从未涉足高原的人来说，高原总是披着美丽而神秘的面纱，却不知面纱下蕴藏着种种危险。但如果空勤人员在进入高原前做好充足准备，就能有效避免危险的发生。

（一）知识准备

进入高原前，空勤人员应了解要前往的地方海拔是多少，气候如何；了解在高原上可能出现哪些反应，哪些反应是正常现象，哪些反应需快速处理；了解高原病和高原常见病的防治方法，做到防患于未然。

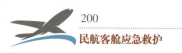

（二）心理准备

良好的心态是应对高原环境最好的办法。空勤人员应主动克服恐惧、忧虑、焦虑、悲观和无所谓的心理，保持正确积极的心理状态。

（三）物资准备

寒冷感冒是高原病的重要诱发因素，因此面对早晚温差大的高原需提前准备好四季衣物；高原地区紫外线强，气候干燥，需携带好墨镜和防晒护肤品（遮阳伞、防晒霜、护肤霜和润唇膏等）。

（四）药品准备

高原地区不仅容易引发高原病，还会造成人体免疫力下降，引发其他疾病，因此进入高原前空勤人员应自备部分常用药品以备不时之需，如感冒药、止吐药、止泻药、解热镇痛药、镇静催眠药、抗生素、高原病防治药（乙酰唑胺、红景天制剂、利舒康胶囊等）、晕车药、外伤药。

（五）健康检查

进入高原前必须做体格检查，身体条件符合者才进入高原。患有以下疾病者，不宜进入或暂缓进入高原：器质性心脏病、严重心律失常者；严重呼吸系统疾病且肺功能不良者；贫血、血小板减少性紫癜或凝血功能障碍者；患过脑出血、脑血栓或脑血管畸形者；患有癔病、癫痫、严重神经衰弱者；患有胃、十二指肠溃疡病活动期、急性传染性肝炎、慢性肝炎活动期；严重肾脏疾病且有肾功能障碍者；患有感冒、体温超过38℃，或全身症状明显者，暂缓进入高原；曾患有高原肺水肿或高原脑水肿者，不宜进入比原发病高度更高的高原；妊娠期妇女不宜进入高原；高血压、糖尿病、哮喘患者一定要在医生指导下控制好病情后再进入，且携带相应的急救药物。在高原工作生活期间，应做好健康监测。

（六）适应性训练

在进入高原前积极开展适应性锻炼，不仅能增强体质，更能提高心肺功能。开展适应性锻炼应结合自身实际情况，循序渐进，且应以有氧锻炼为主，如中长跑、游泳、登山等运动。条件允许的情况下，可模拟高原缺氧的环境进行训练（如低压舱、低氧房等），提高机体对高原缺氧的适应力和耐受力。

三、高原飞行时空勤人员注意事项

当空勤人员抵达高原后，面对高原环境，应及时充分地做好日常保健工作，主要注意事项有以下五个方面。

（一）衣着卫生

在高原应选择松紧合适、干燥清洁的衣服，且衣服应具备保温、防风和防辐射的功能，宜采用多层次结构内衣、保暖层和外衣。

（二）饮食卫生

初入高原，应注意增加食物风味，提高食欲。食物应以热食为主，少食多餐，每顿不宜过饱，节制烟酒，食物应干净卫生，谨防细菌性食物中毒。营养上要达到"两多两少一优"原则，即多食用碳水化合物食物，多食用蔬菜水果，减少脂肪类食物，减少产气类食物，食用优质蛋白类食物。此外，建议初上高原人群随身携带巧克力、糖果或糖水等，可迅速补充能量，有效缓解急性高原反应症状。

（三）生活卫生

初入高原时不宜洗澡，不宜开展体育锻炼，不能过度劳动或从事体力消耗较大的活动，注意戒烟限酒，加强高原病的防治。

（四）睡眠方面

高原气候干燥，夜间温度较平原地区低，因此夜间睡眠时应选择保暖性强的被褥，如有必要可使用电热毯等，此外应增加室内湿度，勤开窗户，保持室内空气清洁。初入高原易发生睡眠障碍，入睡前 2 小时内不进食，不过量饮水，不做剧烈运动，可在睡前用温水泡脚 10~15 分钟，睡前可适度吸氧等。

任务活动 3　分析航空环境及其对人体的危害

🔲 任务准备

1. 全班同学分成若干个小组（5~6 人一组），各小组选拔组长一名，并选取团队名称（表 6.6）。

表 6.6　学生分组信息表

班级		组号		指导老师	
组长		学号			
组员	姓名	学号	姓名	学号	

2. 复习高原环境对空勤人员的影响。

3. 分组讨论进驻高原前乘务人员应做好哪些准备工作，注意事项有哪些。小组分工搜集资料制作健康宣教海报，并进行展示。

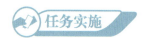

1. 分享交流

各小组轮流展示本组制作的空勤人员高原飞行注意事项的健康知识宣教海报。每小组选 1~2 名同学代表对海报内容进行讲解，总结空勤人员高原飞行注意事项的要点。

2. 问题讨论

（1）高原特殊的地理环境对空勤人员高原飞行的影响有哪些？

（2）为预防高原病的发生，空勤人员应提前做好哪些准备？

（3）哪些伤病类型不适合前往高原？

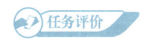

任务评价主要是从同学们的学习态度，各组代表展示作品，各小组成员沟通协作、参与讨论主动性这几个方面进行评价，详细内容见表 6.7。

表 6.7　《空勤人员高原飞行时的注意事项》工作任务评价表

姓名		学号		分值	自评得分
评价项目	评定标准				
学习态度	学习态度认真，积极主动，方法多样			10	
职业素养	热爱空中乘务工作，体现较强的敬业精神，有较强的服务理念和服务意识，有良好的职业习惯			10	
协调能力	与小组成员、同学之间能合作交流，协调工作			10	

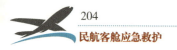

续表

姓名		学号		分值	自评得分
评价项目	评定标准				
高原飞行前的准备事项	能正确口述高原飞行前空勤人员应做的准备工作			10	
高原飞行前的注意事项	能正确理解并简述高原飞行时空勤人员应注意的事项			15	
工作完整	能按时完成任务			15	
要领掌握	项目知识点理解正确			15	
展示汇报	思路清晰，能准确表达，汇报工作成果			15	
合计				100	
综合评价	小组自评（20%）	小组互评（30%）	教师评价（50%）	综合得分	

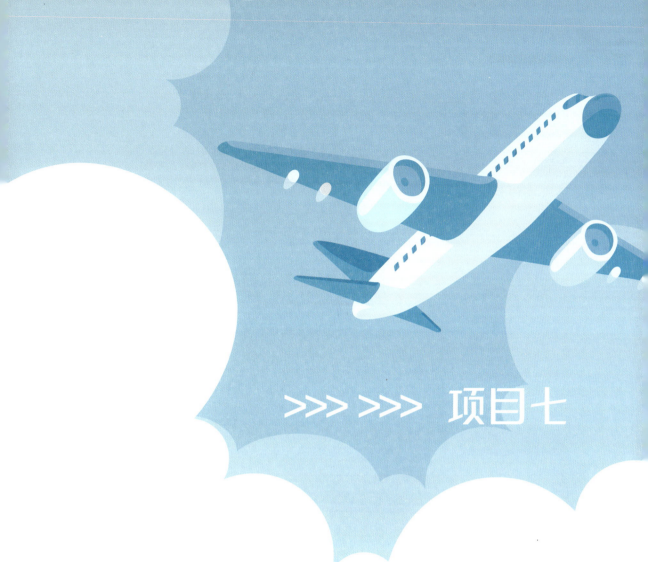

>>> >>> 项目七

客舱传染源和
可疑传染病防护

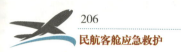

项目导读

　　随着科技与国民经济的不断发展，航空器已成为人们出行的重要工具，使得交通日益便利。但祸福相依，各类传染病可能通过航空器上的食品、饮用水、废弃物、病媒昆虫甚至动物和人等载体，从一个地区迅速传播到另一个地区，由于传播速度快，传播范围广，在不施加控制的情况下，短时间内可致疫情蔓延至整个飞行网络覆盖地。早期识别传染病并采取安全、合理的措施能够有效降低传染病给乘客带来的人身及财产安全风险。

学习目标

知识目标

1. 了解传染病的定义。

2. 熟悉常见传染病的种类、传播途径及预防措施。

3. 掌握客舱发生传染病时乘务员应急处置措施。

技能目标

1. 准确识别常见传染病或可疑传染病的能力。

2. 及时处置客舱内传染病或可疑传染病的能力。

3. 正确指导舱内人员健康保护的能力。

素质目标

1. 培养空乘人员善于迅速识别、有效沟通、保护隐私的人文关怀意识。

2. 培养空乘人员树立高度责任感、团结协作、履行使命的新时代民航精神。

思维导图

1
了解传染病及客舱常见传染病类型

| 传染病的定义 | 机舱内常见传染病简述 |

项目七

2
客舱突发疫情应急处理

| 机上突发疫情的应急处理原则和处置流程 | 机上传染病的应急处理 |

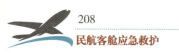

任务一　了解传染病及客舱常见传染病类型

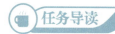

长龙航空 GJ8058 西哈努克 – 温州航班上，乘客李某突感胸闷头晕、短暂晕厥，机组第一时间将李某转移至隔离区休息。经了解，李某曾于 10 天前患登革热并治愈，为防范可能的病源扩散，机组立即疏散周边乘客并进行隔离。

情境一

情况紧急，机组立即通过卫星电话将这一情况通报给公司。长龙航空迅速启动四级蓝色应急响应，公司相关部门紧急集结应急指挥中心进行处置，同时联系温州机场、空管、海关等单位协同处置，并向上级主管部门报告。

情境二

19 时 22 分，GJ8058 航班落地温州，长龙航空地服人员陪同海关检疫和边防人员上机检查，确认周围乘客无异样后带李某下机检查。经海关检疫检查完毕，确认李某为高血压引起的头晕等症状，并非传染性疾病。

情境三

19 时 56 分，103 位乘客全部下机离开，海关检疫对飞机客货舱进行规范消毒，此次应急处置顺利完成。

一、传染病的定义

传染性疾病，是由病原体感染人体后产生的疾病。传染病是一种可以广泛流行的疾病，可以通过各种途径传染、传播给其他人或其他物种。常见的病原体有病毒、细菌、衣原体、立克次体、支原体、螺旋体、真菌、原虫、蠕虫等。

二、机舱内常见传染病简述

甲、乙两类传染病中，鼠疫、霍乱、新型冠状病毒传播速度快，病死率高；病毒性肝炎和肺结核发病率较高；艾滋病和肺结核死亡率较高。而丙类传染病的发病和死亡主要在于流行性感冒和其他感染性腹泻。

（一）甲类传染病

1. 鼠疫

（1）定义：鼠疫耶尔森菌借鼠蚤传播为主的烈性传染病，传染性强、死亡率高，又称黑死病。系广泛流行于野生啮齿类动物间的一种自然疫源性疾病。人类历史上多次发生流行性鼠疫，死亡人数过亿，导致不少城镇灭绝。

（2）传染源及传播途径：

①传染源：最主要的传染源是啮齿类动物，包括鼠类、旱獭等。

②传播途径：通过蚤为媒介，构成"啮齿类动物→蚤→人"的传播方式，还可通过宰杀、剥皮及食肉等方式直接接触染疫动物、食用未煮熟的鼠疫病死动物而发生感染。

③易感人群：人类对鼠疫普遍易感，没有天然免疫力，但病后可获持久免疫力。

（3）主要临床表现：发病急剧，寒战、高热、体温骤升至39~41℃，呈稽留热，剧烈头痛，可出现中枢性呕吐、呼吸急促、心动过速、血压下降。重症患者早期即可出现血压下降、意识不清、谵妄等。

2. 霍乱

（1）定义：由霍乱弧菌所致的烈性肠道传染病。多发生于夏秋季节，发病急、传播快。

（2）传染源及传播途径：

①传染源：霍乱病人和带菌者。

②传播途径：多经水、食物或苍蝇进行传播，也会通过带菌者的排泄物（尿液、粪便）传播，人群普遍易感。

（3）临床表现：以剧烈无痛性泻吐、米泔样大便、严重脱水、肌肉痛性痉挛及周围循环衰竭等为特征，能在数小时内造成腹泻脱水甚至死亡。

（二）乙类传染病

1. 新型冠状病毒感染

新型冠状病毒感染是一种急性传染性疾病，其病原体是一种先前未在人类中发现的新型冠状病毒，此病毒为一种 RNA 单链病毒，可在复制过程中不断适应宿主而产生突变。

（1）传染源及传播途径：

①传染源：新型冠状病毒感染者，在潜伏期即有传染性。

②传播途径：经呼吸道飞沫和密切接触传播是主要的传播途径；在相对封闭的环境中经气溶胶传播；接触被病毒污染的物品后也可造成感染。

③易感人群：人群普遍易感。

（2）临床表现：

①以发热、干咳、乏力为主要表现。部分患者会出现鼻塞、流涕、咽痛、嗅觉味觉减退或丧失、结膜炎、肌痛和腹泻等症状，严重病例可出现急性呼吸窘迫综合征或脓毒症、休克甚至死亡。

②轻型患者仅表现为低热、轻微乏力等，无肺炎表现。

2. 肺结核

（1）定义：结核分枝杆菌引起的慢性肺部传染性疾病。

（2）传染源及传播途径：

①传染源：主要是结核病患者，尤其是痰菌阳性者。

②传播途径：主要是通过呼吸道传播、接触传播。如患者咳嗽、打喷嚏、大声说话或吐痰时，将带有结核杆菌的飞沫排出体外，形成带菌微滴飘浮在空气中，被他人吸入后造成感染。与结核病患者密切接触也有可能感染结核病。

（3）临床表现：起病可急可缓，多为低热（午后为著）、盗汗、乏力、纳差、消瘦、女性月经失调等；呼吸道症状有咳嗽、咳痰、咯血、胸痛、不同程度胸闷或呼吸困难。

3. 艾滋病

（1）定义：由感染艾滋病病毒（HIV）引起的传染病。HIV 是一种能攻击人体免疫系统的病毒，它把人体免疫系统中最重要的 CD4 T 淋巴细胞作为主要攻击目标，大量破坏该细胞，使人体丧失免疫功能。因此，人体易于感染各种疾病，并发生恶性肿瘤，病死率较高。

（2）传染源及传播途径：

①传染源：病人和 HIV 无症状病毒携带者，人是艾滋病的唯一传染源。

②传播途径：性交传播是主要的传播途径；血液传播；母婴传播；应用 HIV 患者的器官移植或人工授精，或密切接触破损皮肤处感染。

③易感人群：普遍易感。发病以青壮年较多，发病年龄 80% 在 18~45 岁，即性生活较活跃的年龄段。

（3）临床表现。

①急性期：发生在初次感染 HIV 后 2~4 周，临床主要表现为发热、咽痛、盗汗、恶心、呕吐、腹泻、皮疹、关节痛、淋巴结肿大及神经系统症状。

②无症状期：此期持续时间一般为 6~8 年，此期的长短与感染病毒的数量、型别、感染途径和机体免疫情况等多种因素有关。

③艾滋病期：主要表现为持续一个月以上的发热、盗汗、腹泻、体重减轻 10% 以上，出现各种机会性感染及肿瘤，部分患者可表现出神经精神症状，或持续全身性淋巴结肿大。

4. 病毒性肝炎

（1）定义：由多种肝炎病毒引起的以肝脏病变为主的一种传染病。临床上以食欲减退、恶心、上腹部不适、肝区痛、乏力为主要表现。部分患者可有黄疸发热和肝大伴有肝功能损害。有些患者可慢性化，甚至发展成肝硬化，少数可发展为肝癌。

（2）传染源及传播途径：

①传染源：甲、乙、丙、丁、戊五种肝炎病毒及感染人群及病毒为主要传染源。

②传播途径：甲、戊型肝炎以粪 – 口传播为主，乙、丙肝炎可通过血液、体液传播，亦可通过性传播、母婴垂直传播。

③易感人群：普遍易感。

（3）临床表现：

临床上主要表现为乏力、全身不适、食欲减退、恶心呕吐、肝脾肿大、肝功能损害，部分患者可有黄疸和发热，部分患者可出现关节疼痛、荨麻疹和上呼吸道症状。

5. 疟疾

（1）定义：经按蚊叮咬或输入带疟原虫者的血液而感染疟原虫所引起的虫媒传染

病。寄生于人体的疟原虫共有四种，即间日疟原虫、三日疟原虫、恶性疟原虫和卵形疟原虫。

（2）传染源及传播途径：

①传染源：疟疾现症患者或无症状带虫者，其血液中具有配子体者便成为传染源。

②传播途径：虫媒传染，蚊是疟疾传播的主要途径。

③易感人群：疫区人群普遍易感。

（3）临床主要表现：

因感染的疟原虫种类不同而异，通常有以下四期：

①潜伏期：从人体感染疟原虫到发病（口腔温度超过 37.8℃）。

②发冷期：畏寒，先为四肢末端发凉，全身发冷，颜面苍白，口唇指甲紫绀，全身肌肉关节酸痛，进而寒颤，持续约 10 分钟至 2 小时，寒战自然停止，体温上升。

③发热期：寒颤后全身发热头痛口渴，体温可达 39℃以上，部分出现抽搐，此期持续 2~3 小时。

④出汗期：高热后期大汗淋漓，体温迅速下降，此期可持续 1 小时以上。

（三）丙类传染病

1. 流行性感冒

（1）定义：简称流感，是由甲、乙、丙三型流感病毒分别引起的一种急性呼吸道疾病。易发生变异，传染性强，发病率高。目前感染人的主要是甲型流感病毒中的 H1N1、H3N2 亚型及乙型流感病毒中的 Victoria 和 Yamagata 系。

（2）传染源及传播途径：

①传染源：流感患者及隐性感染者。患者发病后 1~7 天有传染性，病初 2~3 天传染性最强。

②传播途径：主要以飞沫、气溶胶传播为主的呼吸道传播途径。比如打喷嚏和咳嗽等飞沫传播，流感病毒在空气中大约存活半小时，经口腔、鼻腔、眼睛等黏膜直接或间接接触可感染，接触被病毒污染的物品等途径也可感染。在人群密集且封闭、通风不良的场所，流感也可能以气溶胶形式传播。

③易感人群：普遍易感。

（3）临床表现：以高热、乏力、头痛、咳嗽、全身肌肉酸痛等全身中毒症状为主，呼吸道症状较轻。

2. 感染性腹泻

（1）定义：是临床上腹泻一种大的分类类型，与之相对应的是非感染性腹泻。常见的有细菌感染和病毒感染，细菌感染如沙门氏菌、痢疾杆菌、霍乱弧菌等。病毒感染如轮状病毒、诺如病毒等感染性腹泻。

（2）传染源及传播途径：

传染源：病人和部分带菌者。

传播途径：主要为粪 – 口途径传播，摄入呕吐物气溶胶、间接接触被排泄物污染的环境的人传人方式、食源性传播和经水传播为次要传播途径。

（3）临床表现：腹泻、腹痛、呕吐、发热等症状。

任务二　客舱突发疫情应急处理

任务导读

　　一架从爱尔兰飞往都柏林的航班上，一名乘客出现呕吐、头晕乏力、干咳，体温39℃的症状。乘务人员第一时间报告机长相关情况，并立即疏散周围乘客，限制客舱流动并发放口罩，安抚乘客情绪。经了解，该乘客所在城市近一周内出现过大规模新冠疫情。

情境一

　　机长迅速与都柏林航空公司相关部门取得联系，告知飞机所属航空公司、机型、机号和航班号；始发地机场、目的地机场；乘客人数和机组人员组成；发病人数和主要症状。航空公司迅速响应，相关部门紧急集结应急指挥中心进行处置。

情境二

　　机长组织机组人员实施交通临时检疫措施。立即将该乘客和可能被感染的乘客转移至客舱靠后位置进行隔离，提供专门的卫生间，避免交叉感染。固定乘务人员穿戴防护用具为其提供服务，使用过的口罩、手套和生活垃圾用双层黄色垃圾袋打包密封并做好特殊标记，及时进行消毒处理，消毒污染或可疑污染的环境物品。

情境三

　　此时，机上部分乘客开始出现恐慌、焦虑情绪，机长要求禁止机舱之间人员流动，控制机组人员出入驾驶舱，避免扩大传染范围，告知乘客机上的实时状况和机组人员所采取的有效防控措施，争取乘客的信任和配合，减少乘客的恐慌与不安，做好空中旅客服务和安抚工作。

情境四

飞机顺利降落都柏林机场，乘务人员配合机场卫生检疫人员工作，将患者、密切接触者以及其他需要跟踪观察的旅客名单移交上级卫生行政部门，同时对航空器进行终末消毒处理。

一、机上突发疫情的应急处理原则和处置流程

（一）及时报告

飞行中发生的紧急医学事件包括突发公共卫生事件，即突然发生并造成或者可能造成社会公众健康严重损害的重大传染病疫情、群体性不明原因疾病、重大食物和职业中毒以及其他严重影响公众健康的事件。机组人员应通过训练掌握突发公共卫生事件的处置或者实施交通卫生检疫的应急反应程序。根据《突发公共卫生事件应急条例》，若飞行器在飞行过程中，发现乘客患有烈性传染病或疑似烈性传染病并可能导致疫情播散时，必须立即报告机长，机长应尽快向航空公司的主管部门报告以下情况：

（1）飞机所属公司、机型、飞机编号和航班号。

（2）始发地机场、经停机场和目的地机场。

（3）机组人员组成和乘客数量。

（4）发病人数。

（5）患病乘客当前的主要症状及体征。

（二）实施临时卫生检疫

卫生行政和疾病预防控制机构接到报告后应立即对发生事件的客舱或场所应对措施进行电话指导。同时机长应组织乘务人员、安全保卫人员和机上的医务人员乘客等实施临时卫生检疫措施，流程如图 7.1 所示。

（1）乘务员密切接触患者或疑似患者时必须采取戴口罩和手套等防护措施，并注意手部卫生。

（2）在做好个人自我防护和乘客保护的前提下，立即封锁已经污染或者可能污染的区域。

（3）对检疫传染病患者、疑似检疫传染病患者和与其密切接触者、病原携带者调

整至最后一排座位并要求其佩戴口罩，安排专用洗手间和专人服务，实施就地隔离。

（4）禁止机舱内人员流动，控制机组人员出入驾驶舱，避免传染和在机上造成恐慌和不安。

（5）机组人员做好空中乘客服务和安抚工作。

（6）患者使用过的口罩、手套和生活垃圾用双层黄色垃圾袋打包密封并做好特殊标记，及时进行消毒处理；患者的分泌物和排泄物，被污染或可能被污染的环境，也需要消毒。填写《紧急医学情况报告单》，登记患者及其密切接触者的基本信息。

（7）到达地面后，机组人员积极配合卫生检疫人员工作，将检疫传染病患者、病原携带者、疑似检疫传染病患者和与其密切接触者以及其他需要跟踪观察的乘客名单，移交上级卫生行政部门，并进行飞机的终末消毒处理。

二、机上传染病的应急处理

（一）机上突发疑似鼠疫的应急处理

（1）当飞机运行时，如果出现鼠疫患者或疑似患者时，机长应当立即组织客舱乘务员、安全员等采取交通卫生检疫措施：

①机长应及时向空中交通管制部门、航空行政主管部门报告相关情况。

②立即将患者和疑似患者封锁在固定舱位，安排专门的卫生间，实施就地隔离，就地采样等医学措施。

③将被污染或可能被污染的环境，患者的分泌物和排泄物进行消毒处理。

④禁止各机舱人员流动，控制机组人员出入驾驶舱。

（2）当飞机降落目的地后，航空公司管理部门应组织卫生检疫人员实施卫生检疫处理：

①实施应急医学处理，就地隔离鼠疫患者和疑似患者。将同航班的其余人员列为密接，并做好信息登记，进行检诊，发放预防药物。

②做好患者移交工作。鼠疫患者和疑似患者移交指定的医疗机构，密接人员移交给临时交通卫生检疫留观站。

③若飞机上发生鼠疫患者的死亡,应做好尸体的消毒处理,并移交指定的医疗机构。

④对污染或可能被污染的环境和物品实施消毒，鼠疫患者和疑似患者产生的垃圾等固体废弃物必须焚烧处理。

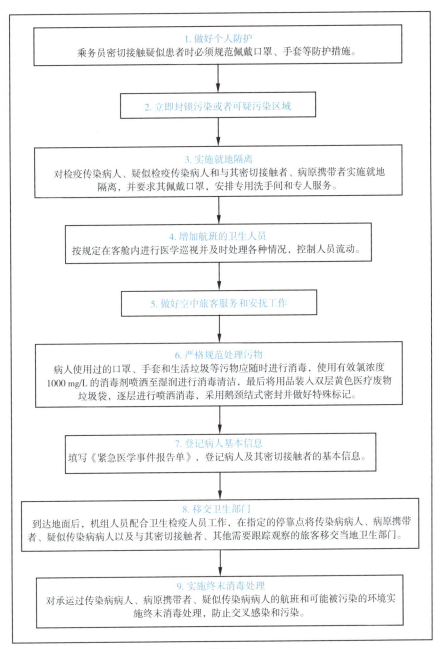

图 7.1

⑤对航空器进行灭蚤、灭鼠和终末消毒，签发检疫合格证后方可继续投入使用。

（二）机上突发疑似霍乱的应急处理

（1）当飞机上有霍乱患者或疑似患者时，组织客舱乘务员、安全员实施下列紧急措施，机长可按原计划飞行，同时及时向航空公司报告相关情况。

①立即封锁、就地隔离霍乱患者、病毒携带者和疑似患者，固定乘务员为其提供服务。

②实施应急医学措施，提供专用泻吐容器、封闭被污染或可能被污染的厕所，并对呕吐物进行就地采样，将病人的分泌物和排泄物进行消毒处理。

③禁止机舱人员流动，控制机组人员出入驾驶舱。

（2）航空器降落后，航空公司管理部门实施下列卫生处理：

①做好密接人员信息登记。对与霍乱患者、病毒携带者和疑似患者的同行人员和直接护理人员，接触霍乱患者和疑似患者的排泄物、呕吐物的人员均为密接人员，应进行详细登记，实施医学处理，投服预防药物。

②做好移交工作。霍乱患者和疑似患者移交指定的医疗机构，密接人员移交给临时交通卫生检疫留观站。

③若飞机上发生霍乱患者、疑似患者的死亡，应做好尸体的消毒处理，并移交指定的医疗机构。

④确定污染范围，并对霍乱患者和疑似患者的排泄物、呕吐物污染或可能被污染的环境和物品实施消毒。霍乱患者和疑似患者产生的垃圾等固体废弃物必须焚烧处理，航空器上的排泄物经过消毒后排放。

⑤对航空器进行终末消毒，签发检疫合格证后方可继续投入使用。

（三）机上突发疑似新冠疫情的应急处理

（1）立即将患者或疑似患者转移至机舱尾部循环风的下风口，在客舱最后三排设立应急相对隔离区，实施就地隔离和医学采样。单独留用洗手间，固定乘务人员为其提供服务。

（2）指导患病旅客或疑似患者佩戴口罩、防护衣，提醒其他乘客做好自我保护。

（3）机组人员在接触被污染或可能被污染的环境时应穿戴防护用具，患者的分泌物和排泄物、生活垃圾等用双层黄色垃圾袋打包、密封，并做好特殊标记。

（4）将被患者的呕吐物、排泄物和血液等污染的航空器客舱进行随时消毒。

（5）禁止各舱人员流动，控制机组人员出入驾驶舱。

（6）机长告知目的地机场相关部门患病乘客或疑似患者信息。落地后，将患病乘客和疑似病例移交检疫部门，做好病史登记和医学检查。

任务活动 1 分析航空环境下可能存在的传播途径

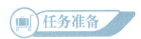

1. 全班同学分成若干个小组（5~6 人一组），各小组选拔组长 1 名，并选取团队名称（表7.1）。

表 7.1 学生分组信息表

班级		组号		指导老师	
组长		学号			
组员	姓名	学号	姓名	学号	

2. 复习常见传染病的种类、传播途径及各类传染病的预防等知识。

3. 查找《运输航空公司疫情防控技术指南(第九版)》《中华人民共和国传染病防治法》《突发公共卫生事件应急条例》《国家突发公共卫生事件总体应急预案》等相关资料。

4. 小组分工合作，以常见传染病的传播途径为依据，搜集并梳理航空环境下可能存在的传播途径，至少 3 个。

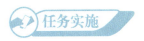

1. 案例展示：将搜集到的途径以案例的形式形成 PPT 文档，由小组代表进行统一展示。

2.选取其中一个航空环境下可能存在的传染途径，根据其传播途径的预防措施，讨论在航空环境下该如何预防。

任务评价

请根据以下评价标准对任务完成情况进行评价（表 7.2）。

表 7.2　航空环境下可能存在的传播途径工作任务评价表

姓名		学号		分值	自评得分
评价项目		评定标准			
学习态度	课堂表现良好，按时保质完成任务			10	
合作能力	积极配合小组成员完成任务			10	
传染途径	能正确回答航空环境下 3 个以上可能传染途径			30	
分析能力	针对传染途径分析其预防措施			20	
情境表演	情境表演完整度较高，预防措施比较熟悉			30	
合计				100	
综合评价	小组自评（20%）	小组互评（30%）	教师评价（50%）	综合得分	

任务活动 2　掌握客舱疫情的应急处置流程

任务准备

1. 全班同学分成若干个小组（5~6 人一组），各小组选拔组长 1 名，并选取团队名称（表 7.3）。

表 7.3　学生分组信息表

班级			组号		指导老师	
组长			学号			
组员	姓名	学号	姓名	学号		

2.复习客舱常见传染病种类、传播途径及预防等相关知识。

3 小组分工合作，搜集机上突发疫情相关的新闻或案例。

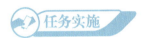

1.情境模拟

某男子从菲律宾乘坐菲律宾航空 PR300 航班抵港，入境后在华美达检疫酒店感到不舒服，去某医院检查及治疗，后发现该男子猴痘病毒核酸检测呈阳性。经调查，暂时未有任何人被列为密切接触者。谨慎起见，呼吁乘坐该航班的乘客、机组人员、机场人员及检疫酒店人员等要提高警觉。

2.问题讨论

（1）机上突发传染病疫情时机组人员应该汇报哪些信息？

（2）机组人员服务该乘客时自身应该采取哪些防护措施？

（3）该怎样保护舱内其他乘客？

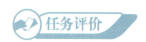

主要从同学们的学习态度、小组合作能力、突发疫情汇报内容、机组人员自身防护及保护舱内健康人员等方面进行评价，详细内容见表7.4。

表7.4　客舱疫情的应急处置工作任务评价表

姓名	学号		分值	自评得分
评价项目	评定标准			
学习态度	课堂表现良好，积极主动，方法多样化		10	
合作能力	与小组成员合作交流，配合良好		10	
报告	能正确回答机上突发疫情时向乘务长或机长汇报的内容		15	
防护	能针对不同传染病的传染特征采取相应的防护措施		20	

续表

姓名		学号		分值	自评得分
评价项目	评定标准				
传染病隔离	能对传染病人、可疑传染源或病毒携带者进行有效隔离及相应处置			20	
机舱环境消毒	能及时通知相关部门处理并进行上报			15	
模拟完整度	情境表演完整度较高，处置流程比较熟悉			10	
合计				100	
综合评价	小组自评（20%）	小组互评（30%）	教师评价（50%）	综合得分	

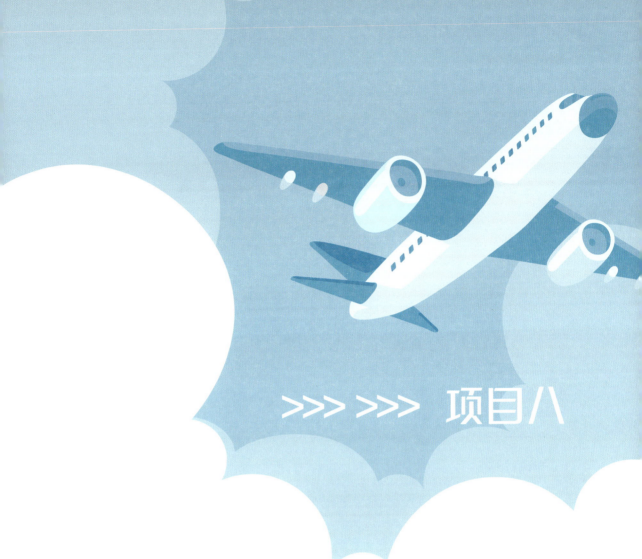

>>> >>> 项目八

民航空勤人员
日常保健

项目导读

　　民航空勤人员的主要职责是在民航飞机上确保乘客旅途中的安全和舒适，其工作环境复杂，岗位技能要求高。大量研究表明，与其他行业相比，空勤人员的工作任务更繁重、压力更大。此外，女性空勤人员在整个民航空勤人员群体中占比较高，考虑到育龄期女性在生理周期中存在的各种身心不适，注重提高空勤人员的身心素质具有十分重要的意义。

学习目标

知识目标

1. 理解素质、身体素质以及心理素质的概念。

2. 了解提升身心素质对民航空勤人员的意义。

3. 掌握身心素质训练内容、方法和注意事项。

能力目标

1. 正确采用心理训练方法提升心理素质水平。

2. 正确运用痛经的保健知识缓解不适症状。

3. 正确运用经前期紧张综合征的保健知识缓解不适症状。

素质目标

1. 发扬团队协作、互帮互助的精神。

2. 善待自己，关爱他人。

3. 培养自我关怀和关怀其他女性的公益心。

思 维 导 图

| 概述 | 空勤人员身体素质训练与提升方法 | 空勤人员心理素质训练与提升方法 |

1
空勤人员身心素质

项目八

2
女性空勤人员生理周期保健

| 概述 | 生理周期的健康指导 |

3
空勤人员常见疾病及预防

| 椎间盘退行性疾病 | 原发性高血压 | 胃肠功能紊乱 | 神经衰弱 | 泌尿系统结石 |

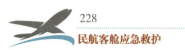
任务一 空勤人员身心素质

随着国民经济的发展和人民生活水平的提高，航空业的大众化消费时代已来临。与其他服务行业相比，民航空勤人员的职业具有明显的特殊性，主要包括以下特点：①工作空间闭塞。空勤人员的工作范围仅限于飞机客舱，空间狭小，空气流通性差。②工作环境复杂。工作环境中存在较多的不良影响因素，包括高空环境、辐射、飞行器的噪声、持续性的颠簸等，可能会导致空勤人员身体不适，甚至心理烦躁。③工作时间不固定。空勤人员的工作时间经常发生变化，通常根据航班任务决定工作时间，特别是执行国际航班任务的空勤人员。④消极的相互作用。无论与乘客的互动，还是空勤人员职业的特殊性，时常会产生抱怨、愤怒、沮丧等消极情绪，从而导致空勤人员感到疲惫、压力等，这些都是影响其心身健康的高危因素。因此，了解空勤人员的身心素质特点，掌握科学正确的身心素质训练方法，是维护空勤人员健康、幸福的有力保障。

一、概述

（一）素质的内涵

素质是人本身具有的认识世界、改造世界的条件和能力。人的素质大致可分为身体素质、心理素质等。

身体素质是指身体的健康水平和大脑功能状况，主要包括人的机体发育的健康程度、体质的强弱、生命的长短、智力是否良好、耐力的持久状态等生理健康状况。就其本质而言，身体素质是指人的体质强弱和运动功能的能力。1984年中文版《体育词典》指出，身体素质是指人体在运动、劳动与生活中所表现出来的力量、速度、耐力、灵敏及柔韧性等功能能力。这条定义指出身体素质不仅仅是人体运动的功能能力，而且也是人体劳动和生活功能能力。身体素质是人在社会中生活的自然条件和基础。

心理素质是指以生理条件为基础，将个体获得的外在刺激内化成稳定的、基本的、内隐的，与人的适应—发展—创造行为密切联系的心理品质。心理素质既是人的素质结构中的重要组成部分，也是个体素质全面提升的关键要素。良好的心理素质可以使个体充分发挥自己的各项能力、从容应对复杂局面以及较好完成复杂繁重的工作任务。

（二）提升空勤人员身心素质的意义

1.良好的身心素质是空勤人员生活和工作中不可缺少的基本能力

考虑到空勤人员职业的特殊性，良好的身心素质对广大空勤人员而言，重要性不言而喻。没有强健的身心素质，空勤人员就不易达到日常生活、学习和工作等多方面的要求。空勤人员要在狭小的飞机客舱持续工作，需要较好的心血管耐力和肌肉耐力；遇见突发紧急事件，空勤人员也要第一时间冷静应对和处理。一位身心素质较差的空勤人员，在日常工作和生活中，往往表现出精神颓废、情绪烦躁，飞行任务稍微多一点就容易疲劳和心生抱怨，工作效率低，对乘客服务质量差，常常感到力不从心。因此，空勤人员必须自觉地把身体素质的发展提到日常工作和社会生活中来。

2.有利于承受高负荷、高强度和高压力的工作和培训任务

近些年，为了培养高素质的空勤人员队伍，各大民航公司推出了针对空勤人员业务水平、专业知识技能、礼仪形体等各个方面的培训课程，目的是让空勤人员在繁忙的工作之余，不断接受新理念、新技能的培训。只有良好的身心素质才能保证机体适应大负荷训练需要；否则训练后身心俱疲，以致损伤机体的身心健康，反而会适得其反，影响培训效果。

3.有利于在服务机舱乘客的过程中保持稳定、良好的心理状态

大量研究表明，空勤人员在服务机舱乘客的过程中具有稳定、良好的心理素质是获得乘客高度满意和认可的重要因素。例如，"细心"是空勤人员必备的一种心理素质，空勤人员在服务乘客时若缺乏细心，就不能很好地觉察到乘客在飞行过程中的需求以便给予其及时帮助，自然不能收获乘客的高满意度。因此，身心素质的发展和提高是空勤人员提升服务质量的有力保障。

二、空勤人员身体素质训练与提升方法

身体素质训练的基本内容就是充分发展与运动密切相关的心肺耐力、肌肉功能、柔韧性等能力，从而促进个体的身体素质和健康水平。以下简单介绍几种提升身体素质的运动项目。

（一）提高心肺耐力的运动项目

心肺耐力又称有氧耐力，能综合反映人摄取、转运和利用氧的能力，是机体持久工作的基础，它涉及心脏泵血功能、肺部摄氧及交换气体能力、血氧循环系统携带氧气至全身各部位的效率，以及肌肉等组织利用氧气的功能。常见提高心肺耐力的运动项目有走步、跑步、游泳、爬山等。

1. 走步

走步是一种最容易、随时随地、人人可行的健身运动，走步形式多样，根据个人体质状况和兴趣爱好，可选择慢速、中速和快速行走。对于体质虚弱者、心情不佳者或者不宜进行大运动量锻炼的人来说，走步是一种比较好的锻炼方法。

具体要求：抬头、挺胸、目光平视，躯干自然伸直；收腹，身体重心稍向前移；腿朝前迈，脚跟先着地，过渡到前掌，然后推离地面，步伐适中，两脚落地有节奏感，速度快；上肢肘关节自然弯曲，以肩关节为轴自然前后摆臂，与下肢配合协调，并配合深而均匀的呼吸。

2. 跑步

跑步也是一种简单易行、灵活方便的健身运动形式，不需要特殊的场地、服饰或器械。可自行掌握跑步的速度、距离和路线，也可根据自己身体状态来确定和随时调整运动量与锻炼方式。跑步运动对肌肉、心肺、神经系统都有明显效果，一般坚持一段时间后，身体素质就会有显著提升。

3. 游泳

游泳是一种水中运动，是人在水的浮力作用下向上漂浮，凭借浮力进行肢体有规律的运动。游泳运动对人的心肺功能具有很好的促进作用，但游泳技能需要通过专门的学习才能获得。

4. 爬山

爬山是在有一定海拔高度和路面坡度的山地进行的运动项目，是一项极佳的户外有氧运动，对心肺功能有很好的促进作用。爬山既可以锻炼身体，又可以陶冶情操，能亲近大自然，锻炼人坚持不懈的精神。

5. 爬楼梯

爬楼梯是一种在室内或室外均可进行的运动，可以利用自家内的楼梯或高层建筑物的楼梯进行运动。爬楼梯不仅对腿部肌肉力量有较高的要求，同时也需要腰、背、颈部甚至上肢的肌肉活动，因此，爬楼梯可促进各肌肉群的收缩，锻炼肺活量，加速血流，促进新陈代谢，增强心肺功能。但高血压、心脏病患者以及腰腿部有损伤的人群若进行爬楼梯存在一定风险，最好避免该运动项目。

（二）提高肌肉功能的运动项目

肌肉功能包括肌肉力量和肌肉耐力两方面，肌肉力量指肌肉一次收缩产生的最大力量，肌肉耐力是肌肉受到阻力时持续收缩和反复收缩或维持固定用力状态的能力。肌肉功能是机体正常工作的基础，对人的日常身体活动、生活和工作中的体力活动等肌肉活动相关的功能和技能发挥起重要作用。常见提高肌肉功能的运动项目有仰卧起坐、俯卧撑等。

1. 仰卧起坐

主要目的：训练腹直肌上的腹肌群力量。

动作要领：仰卧于垫子上，两腿并拢伸直，两脚固定，两手分别扶着头侧，用腹直肌收缩的力量使上体向前坐起，尽力将头接近膝部，接着上体后仰还原初始动作，如此重复。

呼吸方法：收缩时呼气，还原时吸气。收缩时快些，还原动作时稍慢。

2. 俯卧撑

主要目的：训练胸大肌、肱三头肌和三角肌肌群力量。

动作要领：身体俯卧，腰挺直，头保持正直，从直臂开始，屈肘向下，背部要低于肘关节，然后再撑起还原，如此重复。在整个过程中，注意始终保持抬头、挺胸、直腰。

呼吸方法：屈臂向下时呼气，伸臂时吸气。

（三）提高身体柔韧性的运动项目

柔韧性是指身体各个关节的活动幅度以及跨过关节的韧带、肌腱、肌肉、皮肤的其他组织的弹性伸展能力。经常做柔韧性练习可以保持肌腱、肌肉及韧带等软组织的弹性。柔韧性得到充分发展后，人体关节的活动范围将明显加大，关节灵活性也将增强。常见提高身体柔韧性的运动项目有体操、压腿练习、踢毽子等。

三、空勤人员心理素质训练与提升方法

空勤人员心理素质的提升是一个长期议题，必须结合实践，及时发现影响空勤人

员心理素质的问题和原因，积极运用心理学理论与方法，对其进行合理的干预控制，让空勤人员在面对不同飞行任务的时候，能够在心理层面作出积极应对，为职业发展铺平道路。以下简单介绍几种提升心理素质的方法。

（一）认识自我的方法

"一个人真正伟大之处，就在于他能够认识自己。"当个人对自我评价过高的时候，容易形成过分自信、高傲的性格特征，难以与人相处；而当个人对自我评价过低的时候，又容易形成自卑、退缩、不合群等性格特征，无法适应环境。初入职场的空勤人员，要学会正确认识自我，如果不能正确认识自己，就容易随波逐流，迷失方向；而正确评价自己，才能扬长避短，找到自己的位置和职业发展方向。

1. 以人为镜，来认识和评价自己

人们对自己的认识常常是以他人对自己的评价、态度为参照点的，这是认识自我的最基本途径。下面，请在一张纸上写下你对自己的性格、兴趣爱好、人际交往等方面的认识，越详细越好。再准备两张小卡片，上面写下自己的姓名，分别请其他同学和辅导员公正、客观地写下对你的评价。将三张卡片进行对照，结果填在表 8.1 中。

表 8.1　认识和评价自己

评价项目	同学评价	辅导员评价	自我评价
性格			
兴趣爱好			

将同学和辅导员对你的评价和你对自己的认识相比较，就会看到他人眼中的自己和自己眼中的自己。如果这三个自己是比较一致的，则反映你对自己的认识是比较客观的。

2. 以己为镜，内省认识自己

这是一种自己直接认识自己的形式，是人与自我的内心对话。自己既是观察的主体，又是自我观察的对象。这时自己的心理活动不仅被意识到，而且成为自己注意的中心。自我观察需要有良好的心境和积极的态度。平静、沉着的状态最有利于客观的自我观察，过分紧张、激动或对某事物有极强的爱或恶，都会影响自我观察的全面性和客观性。与自己的过去比较，可以评价自己的进步；与自己的目标比较，可以评价自己的不足。

（二）学会竞争与合作

竞争是指人们为了获得物质或精神的目标而充分挖掘自身潜力，并相互争夺的过程。竞争可加快实现活动目标的步伐，使人产生争取成就的欲望，使人得到检验自身力量和能力的机会。但另一方面，竞争获胜后可能会产生不恰当的优越感，蔑视失败者，而竞争失败后也可能会产生挫折感、失败感和自卑感等，这都会对人的发展产生消极影响。

合作指人们为了共同的利益和目标协调一致所采取的联合行动。一个不会合作的人是不能在竞争中取胜的，但合作并不意味着放弃进取的精神。合作的能力与竞争的意识就像人的两条腿，缺哪一条都走不了路。因此，个人可以从以下方面进行努力。

（1）重视别人的兴趣和想法。

（2）善于从别人的立场看问题。

（3）善于化阻力为动力。

（4）要有甘当配角的精神。

（5）使竞争对手成为合作伙伴。

（6）尊重合作者的成果。

（三）情绪调控训练方法

情绪是人们对客观事物是否符合自己的需要所产生的主观态度和内心体验。人们每时每刻都处在情绪体验中，良好的情绪能使人整个身心处于积极向上的状态，使大脑和整个神经系统处于良好的活动状态，保持各器官系统的功能正常。心理活动协调一致，可以增强人的抵抗能力和康复能力，提高脑力和体力活动的效率和耐力。积极的情绪使人对学习、工作和生活充满活力、信心和兴趣，使人精力充沛、心情舒畅，有助于学习、工作的顺利开展。消极的情绪则使人的抵抗力下降，易患疾病。因此，保持和培养健康的情绪对每个人都非常重要。

1. 合理宣泄

负性情绪是指不愉快的情绪体验和对行动起抑制或阻碍作用的情绪、情感。负性情绪积累到一定程度将成为一股巨大的身心能量，这种能量若没有正常的渠道加以疏导，它将引起我们的心理、生理问题。因此，合理宣泄负性情绪，有利于心身健康。

（1）倾诉。最佳的宣泄方法是倾诉。找一个值得信赖的朋友或心理咨询师，把自己的苦闷统统讲出来，可以使烦恼得到缓解。

（2）大声朗读。大声朗读应注意内容，可选择豪迈的文章、诗词，如苏轼的《念奴娇·赤壁怀古》，又要与自己的兴趣一致。同时，应将口与心统一起来，口成为心灵的又一扇窗户，每一次响亮的朗读，吐出的是自己的不快和压抑的烦闷。

（3）运动。苦闷、失意、烦闷时都可以到运动场上，尽情地使用自己的身体四肢和肌肉，让汗水带走自己的负性情绪。

2. 顺其自然

在现实生活中，我们都有这样的感受，当我们心情郁闷时，总是想控制自己的不良情绪，会对自己说："快乐起来！"但往往事与愿违，心情反而更加郁闷。这是因为人的情绪来自体内自主神经系统的调节，不受我们意识的控制，所以要直接控制情绪，难度很大。因此，当我们感到郁闷时，最好的办法是顺其自然，将它看成是一种自然现象，不管情绪如何，仍坚持积极地完成自己的工作和学习，随着情绪的起伏变化，郁闷的心情就会渐渐消失。

3. 积极行动

虽然我们不能直接控制情绪，但我们可以直接控制行为，可以通过控制行为间接达到控制情绪的目的。例如，当你因为与其他同事或朋友关系不好时，也许会情绪低落，不愿与人说话，甚至干任何事情都提不起精神。你自己也知道这样不好，因此总是极力想控制自己的情绪，与自己的不良情绪作斗争。但这个时候，你的心里反而更加痛苦、难受。其实，只要给自己列一个行动清单，一件事一件事地去做，如洗衣服、写信、参加集体活动、读一本书并写读书笔记等，通过这些活动，学会转移自己的注意力，相信你的心情就会得到改善。

任务二 女性空勤人员生理周期保健

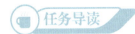

某空勤人员，女，26岁，13岁月经初潮，月经周期20~30天，经期7~12天，经量多，每次经前均有下腹坠胀感。近半年，因执行国际航班飞行任务的增加，每次月经前1周左右，开始出现头痛、乳房胀痛、易怒、疲乏等症状，并有逐渐加重的表现。

空勤人员以女性群体为主，由于她们是生育期女性，其生理周期的变化会直接或间接影响其生理及心理活动。据报道，不少女性空勤人员反映自己在经期内由于情绪波动、痛经等因素，常常会影响自己的生活和工作。当生理周期遇上飞行任务时，往往会给女性空勤人员带来不少身体不适和心理困扰，帮助空勤人员了解生理周期保健知识和应对技巧，有助于提升空勤人员在生理周期的舒适感，缓解焦虑、紧张、不安等消极情绪，满足生理周期女性的实际健康需求，提高其生活质量。

一、概述

生理周期，又名月经周期，是指伴随女性卵巢周期性变化而出现的子宫内膜周期性脱落及出血。规律月经的建立是女性生殖功能成熟的重要标志。月经初潮年龄多在13~15岁，但可能早至11~12岁，或迟至15~16岁；若16岁以后月经尚未来潮，应及时就医查明原因。月经初潮年龄与遗传、营养、气候、环境状况等因素有关。近年来，月经初潮年龄有提前趋势。

二、生理周期的健康指导

据研究报道，女性生理周期中痛经发生率约在30%~80%，经期不适最主要的表现是痛经。另有研究显示，50%~80%的育龄期女性在经期至少有过一次轻度经前期紧张综合征（Premenstrual Syndrome，PMS），甚至30%~40%的人需要到医院进行专业治疗。

可见痛经和 PMS 是困扰女性日常生活和工作不可忽视的健康问题，需要重点加强生理周期相关的保健指导。

（一）针对痛经的健康指导

1. 科学掌握痛经生理知识

痛经是指月经期出现的子宫痉挛性疼痛，可伴下腹坠痛、腰酸或合并头痛、乏力、头晕、恶心等其他不适，其中下腹部疼痛是主要症状。疼痛多在月经来潮后开始，最早出现在经前 12 小时，以行经第 1 日疼痛最剧烈。疼痛常呈痉挛性，通常位于下腹部耻骨上，可放射至腰骶部和大腿内侧，持续 2~3 日后缓解。可伴有恶心、呕吐、腹泻、头晕、乏力等症状，严重时面色发白、出冷汗。

2. 加强月经期生理保健

注意经期清洁卫生，经期禁止性生活。足够的休息和睡眠、充分的营养摄入、规律而适度的锻炼、戒烟等均对缓解经期疼痛有一定的帮助。

3. 重视精神心理护理

给予心理安慰与疏导，痛经是月经期常见的生理表现，理解月经前后出现的各种不适和焦虑情绪，可通过练习腹式呼吸、肌肉放松训练、聆听舒缓音乐等进行心理调节。

4. 缓解疼痛症状

腹部局部热敷和进食热的饮料如热汤或热茶，可缓解疼痛。增加对疼痛的自我控制感，使身体放松，以解除痛经。疼痛不能忍受时可遵医嘱服药。若每一次经期都习惯服用止痛剂，则应防止成瘾。

5. 治疗痛经的主要药物

（1）口服避孕药：有避孕要求的痛经妇女可使用口服避孕药，通过抑制排卵，抑制子宫内膜生长，降低前列腺素和加压素水平，缓解疼痛。

（2）前列腺素合成酶抑制剂：该类药物通过抑制前列腺素合成酶的活性，减少前列腺素产生，防止过强子宫收缩和痉挛，从而减轻或消除痛经。适用于不要求避孕或口服避孕药效果不佳的痛经女性。

目前临床上的常用药物有：布洛芬、酮洛芬、甲氯芬那酸、双氯芬酸、甲芬那酸、萘普生等。选择药物处理痛经时，务必在医生指导下遵医嘱用药，不可自行用药。

（二）针对经前期紧张综合征的健康指导

1. 科学掌握经前期紧张综合征生理知识

经前期紧张综合征是指月经前周期性发生的影响女性日常生活、工作，涉及躯体、精神及行为的综合征。症状出现于月经前 1~2 周，逐渐加重，月经来潮前 2~3 日最为严重，月经来潮后迅速减轻直至消失。周期性反复出现为其临床表现特点，主要症状有：

（1）躯体症状：头痛、背痛、乳房胀痛、腹部胀满、便秘、肢体水肿、体重增加、运动协调功能减退。

（2）精神症状：易怒、焦虑、抑郁、情绪不稳定、疲乏以及饮食、睡眠、性欲改变，而易怒是其主要症状。

（3）行为改变：注意力不集中、工作效率低、记忆力减退、神经质、易激动等。

2. 心理减压与放松

给予心理安慰与疏导，使自身精神放松，运用减轻压力的技巧进行应对，如腹式呼吸、渐进性肌肉松弛、音乐疗法等。

3. 调整生活状态

摄入高碳水化合物、低蛋白饮食，有水肿者限制摄入盐、糖、咖啡因、酒，多摄取富含维生素 E、维生素 B6 和微量元素镁的食物，如猪肉、牛奶、蛋黄和豆类食物等。鼓励有氧运动如舞蹈、慢跑、游泳等，可协助缓解神经紧张和焦虑。

4. 指导用药

药物治疗以解除症状为主，如利尿、镇静、止痛等。

（1）抗焦虑药如阿普唑仑，抗抑郁药如氟西汀，适用于有明显焦虑或抑郁症状者，但对躯体症状疗效不佳。

（2）利尿剂如螺内酯，可减轻水钠潴留，对改善精神症状也有效，适用于月经前体重增加明显者。

（3）维生素 B6 调节自主神经系统与下丘脑—垂体—卵巢轴的关系，还可抑制催乳素的合成。

（4）有避孕要求的女性也可口服避孕药。

5. 自我监测

自行记录月经周期及其症状，帮助自己了解生理周期的不适和应对技巧，增强自我控制的能力。

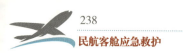

任务三　空勤人员常见疾病及预防

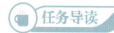

情境一

患上肾结石，对普通人来说，影响的可能仅仅是身体健康，但对飞行员来说，则很有可能影响他的整个职业生涯，甚至是人生轨迹。近日，2 名年轻的飞行学员肾结石患者接连向四川某结石病医院紧急求助，请求医生迅速将他们体内的肾结石取净，否则就可能影响他们今后的职业发展及人生走向。

情境二

颈部损伤在战斗机飞行员中较为常见，这是因为大过载机动会导致飞行员头颈部过度前曲，使颈肌过度拉伸，作用于颈椎的力矩也随之增大。长时间暴露在大过载环境下就会导致颈椎椎间盘突出症，也就是颈椎病。据统计，在战斗机 F-16 "战隼"的驾驶员中，90% 患有慢性颈痛和背痛，F-16 飞行员飞行 1 年发生颈部疼痛的高达56.6%。

一、椎间盘退行性疾病

椎间盘退行性疾病，指椎间盘组织在多种原因综合作用下引起老化加速，力学特性改变，邻近骨关节、韧带发生相应变化，刺激压迫脊髓、神经根、动脉，引起相应临床症状和体征的综合征，在空勤人员中多见于驾驶员、领航员，包括颈椎病和腰椎间盘突出症。

（一）发病原因

腰椎间盘突出和颈椎病的发病原因都是因为椎间盘的退化造成的，腰椎间盘突出症和颈椎病在飞行员中高发的原因有以下几点。

（1）在高速飞行状态下，脊柱承受高重力作用的还需要做扭转等动作，极易造成椎间盘及周围韧带的损伤。

（2）飞行员在执行飞行任务时，多处于前倾坐姿，此时椎间盘受到的压力最高，再加上高重力负荷的影响，使得椎间盘的退化加剧。

（3）头盔压迫、航空振动、飞行负荷、温度负荷、座舱舒适性不良等因素，亦是造成飞行员罹患颈椎病和导致病情加重的重要因素。

（二）防护措施

（1）早期发现、及时治疗是预防空勤人员发生腰椎间盘突出和颈椎病等退行性疾病的重要原则。高重力负荷引起的颈腰部问题早期多为暂时性，及时治疗可以恢复，必要的休息、治疗及锻炼，是促进颈椎病早日康复的有效措施。

（2）进行专项体能训练，开展抗重力负荷训练，加压呼吸训练，以及离心机训练等，提高飞行人员自身的抗重力负荷能力。

（3）飞行中注意保护腰颈部，减少空中不必要的活动，避免不当活动如活动失衡、活动过猛、非功能位持续过久等造成的颈腰部损伤。

（4）加强健康教育，纠正不良姿势。教育引导飞行人员日常生活中保持正确的坐姿、站姿、行姿和睡姿，选择适宜的睡眠用具和保持人体脊柱平衡的床铺，加强腰颈部锻炼，做保健操，增强腰颈部肌力。

二、原发性高血压

高血压是以体循环动脉压升高为主要表现的临床综合征。原因不明的高血压称为原发性高血压，约占 95%。由明确的疾病引起的血压升高称为继发性高血压，约占 5%，长期高血压是心血管疾病死亡的重要原因。

（一）发病原因

对于空勤人员来说，有以下诱发因素：①长期不健康的生活习惯，如吸烟、过量饮酒、高盐、高热量饮食等。②恶劣的工作环境，如噪声、工作过度繁忙、过度劳累等。③神经长期高度紧张。空勤人员属于高危职业，在执行飞行任务时，常会产生焦虑、恐惧等负性情绪，精神长期处于高度紧张状态，是空勤人员原发性高血压发生的重要诱因之一。

（二）防护措施

（1）纠正饮食习惯：对空勤人员加强健康宣教，改变吸烟、过量饮酒等不良生活习惯，多食用新鲜蔬菜、水果、豆制品以及低脂低胆固醇食物。

（2）缓解精神压力：指导飞行员通过倾听音乐、放松静坐、培养兴趣爱好等，保持乐观心态。

（3）保证良好的作息，适当运动，释放压力。

三、胃肠功能紊乱

在空勤人员中，消化系统疾病以胃肠炎最常见，其次为阑尾炎、胆囊炎。

（一）发病原因

（1）不良生活习惯。如不良饮食习惯，进食生冷、油腻、辛辣食物，大量饮酒，吸烟，作息不规律等均可直接或间接刺激胃肠道，引起急慢性胃肠炎。

（2）飞行员工作特殊性，导致工作精神压力大，情绪波动较大，也是胃肠炎、胃溃疡的诱发因素。

（二）防护措施

飞行人员应遵守制度，养成良好的生活习惯，增强自我保健意识，主动防范可能危害健康的各种因素。培养良好的卫生习惯，合理安排作息，有张有弛，积极参加文化娱乐活动和体育锻炼，不吸烟酗酒，不空腹、饱腹飞行。

四、神经衰弱

神经衰弱属于神经官能征的一种，常表现为头痛、失眠等症状，但无器质性病变。症状时轻时重，波动与心理、社会因素有关，病程多迁延不愈。

（一）发病原因

空勤人员由于其工作的特殊性质，是神经衰弱的高发人群。

（1）执行飞行任务的时间不稳定，导致生物钟被打乱、生活不规律。

（2）工作压力大，空勤人员经常会借助抽烟、饮酒来释放压力，烟草中的尼古丁和酒中的乙醇对人体的神经系统有一定的影响，长期滥用会导致神经功能的损害。

（二）防护措施

主要以改善日常生活工作习惯为主。在工作过程中可以采取健康、科学的方式释放压力，养成良好的工作习惯。在工作之余，可以做一些自己感兴趣的事，放松心情，保持心情愉快，劳逸结合，锻炼身体增强机体抵抗力。

五、泌尿系统结石

泌尿结石是泌尿系统的常见病。结石可见于肾、膀胱、输尿管和尿道的任何部位，以肾和输尿管部位最为常见。因结石所在部位不同临床表现也有一定的差异，肾与输尿管结石的典型表现为肾绞痛与血尿，在某种诱因下，如剧烈运动、劳动等，突然出现一侧腰部剧烈绞痛，并向下腹及会阴部放射，伴有腹胀、恶心、呕吐和程度不同的血尿。膀胱结石主要表现是排尿困难和排尿疼痛。

（一）发病原因

空勤人员是泌尿系统结石的高发人群，与其职业性质密切相关，主要诱因包括：

（1）空勤人员尤其是驾驶员长时间处于神经高度紧张状态，下丘脑—垂体—肾上腺轴激活，导致血管升压素及促肾上腺皮质激素的分泌增多，血钙、尿钙浓度升高，促进结石的生成。

（2）在飞行过程中，空勤人员处于超重力负荷状态，导致肾脏血流动力学改变，也是结石形成的一个重要因素。

（二）防护措施

（1）注意膳食结构，结石的生成和饮食结构有一定的关系。因此，注意调整膳食结构能够预防结石复发。根据尿石成分的不同，饮食调理应该采取不同的方案。如草酸钙结石患者宜少食草酸钙含量高的食品，如菠菜、西红柿、马铃薯、草莓等。

（2）多饮水。工作和生活中应该养成多喝水的习惯以增加尿量，称为"内洗涤"，有利于体内多种盐类、矿物质的排除。

（3）多活动。在工作之余，可以适度参加身体锻炼，如散步、慢跑等。

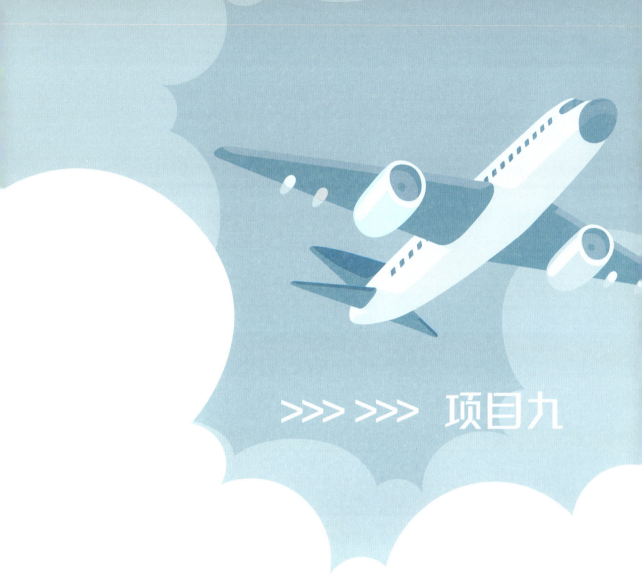

>>> >>> 项目九

呼 吁

项目导读

　　客舱及民用机场人流量大、紧急情况频发，但地方医疗救援力量难以到达，因此普及全民应急救护知识、呼吁更多专业医疗人员加入客舱救援志愿组织尤为重要。客舱和机场心源性猝死高发，因此 AED 的普及配置十分必要。早期的救护不仅可以预防更严重的后果，甚至能挽救患者生命。此外，为呼吁更多人加入救护志愿组织，与紧急救助相关的法律法规亟须进一步完善。

学习目标

知识目标

1. 了解普及应急救护知识的重要性和推进全民应急救护知识普及的措施。
2. 了解鼓励更多专业医务人员加入客舱救护志愿组织的措施。
3. 了解我国现有的紧急救助相关法律法规。

技能目标

1. 开展应急救护知识的宣教能力。
2. 正确指导他人使用 AED 的能力。

素质目标

1. 培养空乘人员善于思考和团结协作的能力，弘扬和践行社会主义核心价值观。
2. 树立"人人为急救，急救为人人"的社会责任意识。

思 维 导 图

1
呼吁全民应急救护知识普及

概述 | 推进全民紧急救护
知识普及的措施

3
呼吁抓紧完善紧急救助相关法律法规

项目九

2
呼吁专业医务人员加入客舱救护志愿组织

4
呼吁加强客舱及机场自动体外除颤器配备

我国客舱及民用机场 | 加强客舱及民用机
AED 的安置现状 | 场 AED 的使用

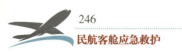

任务一　呼吁全民应急救护知识普及

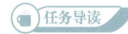

某日上午九时许，上海浦东机场 T2 出发 23 号门附近一名 67 岁的旅客突发疾病。接到通报后，T2 医疗急救站的两名值班医生迅速背着医疗急救箱前往救援。

情境一

值班医生到达后发现该患者心脏呼吸停止、意识丧失、口唇发绀，立即对其实施心肺复苏。随后赶来的另一医生也参与到紧急救援中，并迅速通知救护车。

情境二

救护车司机在接到通知后 6 分钟随即抵达现场并协助将患者抬至车中。从候机楼到医院近 21 分钟里，医疗人员实施了近 3000 次胸外按压和 3 次 AED 除颤，患者的心跳、呼吸和意识逐渐恢复。

情境三

浦东机场及时启动绿色通道，迅速联系了浦东区人民医院，确保患者无缝衔接入院。经过多方努力，最后患者脱离生命危险，接受进一步治疗。

一、概述

（一）全面应急救护知识普及的重要性

世界卫生组织提供的资料表明，心肌梗死病人死亡病例中，有 40%~60% 在发病的最初几小时内死亡，其中 70% 是由于就诊不及时而死于家中或现场。我国每年近 800 多万人非正常死亡，如果伤病者本人或第一目击者掌握现场救护的知识和技能，那么

80% 的生命则可能被挽回。但目前我国群众普遍急救意识不强，急救知识匮乏，防灾减灾能力不足。对于社会和个体来说，掌握急救知识和技能十分重要，如能做到早预防、早救治，则能显著提高人民群众的生存、生活质量。因此普及应急救护知识，推广自救互救技能是每一位群众应重点关注的内容。

（二）我国公众应急救护培训的主要方法

2019 年国家卫健委发布了《健康中国行动（2019—2030 年）》战略，其中在健康中国行动主要指标中明确了居民应掌握基本的急救知识和技能，主要包括心肺复苏术、急救包扎等。群众性应急救护培训可依托红十字会等社会组织和急救中心等医疗机构开展，取得培训证书的居民比例于 2030 年达 3%。

中国红十字会总会于 2016 年印发了《中国红十字会应急救护培训标准化工作手册》，按照"四统一"的原则（即统一教学大纲、统一技术标准、统一考核标准、统一证书管理）执行应急救护培训标准化和规范化。目前设立了专题培训讲座、救护员培训课程和 CPR+AED 培训课程。学员在参加培训通过考核后可获得相关培训证书，证书有效期 3 年。其中救护员培训和 CPR+AED 培训可采用线上理论 + 线下实操以及考核的方式取得培训证书，具体课程设置情况见表 9.1。

表 9.1　中国红十字会群众性应急救护培训课程设置情况

课程名称	培训内容	学时[b]	颁发证书
专题培训讲座[a]	根据受训对象需求选择培训内容	—	—
救护员培训	红十字基本知识、救护概论、CPR、AED、气道异物梗阻、创伤救护、常见急症、意外伤害和突发事件	16	救护员
国际认证救护员培训	红十字基本知识、救护概论、CPR、AED、气道异物梗阻、创伤救护、常见急症、意外伤害和突发事件	16	国际认证救护员
心肺复苏	CPR、AED	4	心肺复苏

注：a 表示专题培训讲座内容由红十字会与受训方商定，培训时长与培训内容适宜，培训后不发制式证书，可根据培训专题、时间制作单页纸证明；b 表示每个学时 45 min。

二、推进全民应急救护知识普及的措施

《中国红十字会总会关于进一步推进红十字应急救护工作的指导意见》（后简称"指导意见"）中，围绕总体要求和主要措施进行了阐述。根据指导意见，推进全民

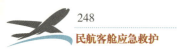
应急救护知识的普及工作需重点把握以下几点：

一是不断加大应急救护知识的科普宣传。各单位应积极利用多媒体在公共场所开展应急救护知识的宣传。各院校或企事业单位等在条件允许的情况下开设"急救小教室"，定期邀请应急救护教员授课指导，使本单位所属人员（含保安、保洁等）对急救知识进行学习、练习和考核。此外，充分利用"世界红十字日""世界急救日"等时机开展充分的宣传活动，并免费组织救护知识科普培训和知识竞赛等活动，让"现场应急救护"走进普通群众，让"人人学急救，急救为人人"的观念深入人心。

二是积极推进应急救护知识"五进"行动。组织教员志愿者将应急救护知识真正带进校园、机关、企业和社区、农村，让应急救援工作全领域覆盖，从而全方位提升公众应急救护知识普及程度。推进应急救护培训纳入学校素质教育的重要内容，鼓励中学老师、高职及高校学生、公安民警、机动车驾驶员及客运乘务人员等培训取证，并且每年按时参加复训。

三是多举措发展应急救援志愿服务队伍。积极推广应急救护培训取证与志愿服务注册相结合，鼓励有救护能力的人加入志愿者队伍。按照"阵地＋救护员"模式积极组建志愿者服务队伍，充分实现"有阵地必有志愿救援队"。选拔教学能力强、专业知识过硬的教员投身应急救援培训，打造优秀的师资队伍。抓好志愿队伍的继续教育，定期组织线上或线下的学习或考核，保持志愿队伍的专业性和稳定性。

四是鼓励各单位建立应急救护教学实践基地。为提高民众应对突发事件和意外伤害的能力，建议非医学院校、企事业单位等与当地红十字会共建应急救护教学实践基地。各机构选派专职教员前往红十字会进行救护师资培训，红十字会定期选派应急救护专家在院校和企事业单位等开展教学。通过双方持续不断的交流，使教学实践基地的设施、人员及课程体系等日益完善，社会应急救护人才不断涌现。

此外，还应积极推动应急救护服务阵地建设、加强应急救护培训教材和课程建设、加快应急救护信息化进程、建立应急救护工作褒扬机制等，从各方面促进全民应急救护知识的普及。

任务活动1　呼吁全民应急救护知识普及

任务准备

1. 全班同学分成若干个小组（5~6 人一组），各小组选拔组长一名，并选取团队名称（表9.2）。

表 9.2　学生分组信息表

班级		组号		指导老师	
组长		学号			
组员	姓名	学号	姓名	学号	

2. 复习全民应急救护知识普及的重要性。

3. 各组成员分工，收集《中国红十字会总会关于进一步推进红十字应急救护工作的指导意见》《中国红十字会应急救护培训标准化工作手册》和《健康中国行动（2019—2030 年）》《中国民用运输机场应急救护演练规范》《中国民用运输机场应急救护人员岗位规范》等文件，谈谈推进全民应急救护知识普及的措施。

任务实施

1. 情境模拟

（1）假设你是某航空公司乘务长，接上级通知需对本组乘务员开展应急救护知识的普及。

（2）请分组讨论，每组选 1~2 名同学代表发言，阐述本组将如何展开应急救护知识的普及工作。

2.问题讨论

（1）为什么要普及全面应急救护知识?

（2）如何快速有效地推进全民应急救护知识的普及?

任务评价

　　任务评价主要是从同学们的学习态度、资料准备情况，各小组成员沟通协作、情境模拟表演等几个方面进行评价，详细内容见表9.3。

表9.3　《呼吁全民应急救护知识普及》工作任务评价表

姓名		学号		分值	自评得分
评价项目		评定标准			
学习态度		学习态度认真，积极主动，方法多样		10	

续表

姓名		学号		分值	自评得分
评价项目	评定标准				
职业素养	热爱空中乘务工作，体现较强的敬业精神，有较强的服务理念和服务意识，有良好的职业习惯			10	
协调能力	与小组成员、同学之间能合作交流，协调工作			10	
呼吁全民应急救护知识普及	能正确口述普及全民应急救护知识的重要性			20	
普及应急救护知识	能开展应急救护知识的宣教活动			20	
工作完整	情境表演完整，能按时完成任务			15	
要领掌握	项目知识点理解正确			15	
合计				100	
综合评价	小组自评（20%）	小组互评（30%）	教师评价（50%）	综合得分	

任务二　呼吁专业医务人员加入客舱救护志愿组织

任务导读

　　某日晚，东航MU9759航班由云南德宏芒市飞往上海浦东。20点48分，乘务员巡舱时发现一名乘客面色苍白、呼吸急促，随即上前了解情况。旅客自述有心肌缺血史、心肌炎病史和高血压史，现在感觉胸闷、头晕、心脏疼痛需要吸氧。

情境一

　　乘务员立即上报并按应急程序广播寻找机上医护人员，机上1名医生和1名护士随即表明身份，与乘务组一起展开救治。医护人员初步检查后，诊断旅客血压为144/98 mmHg，脉搏126次/分，建议为其提供糖水并且持续供氧。21时18分乘客症状并未好转，医生再次检查后判断该旅客有心衰迹象，建议飞机尽快着陆后送医院处置。

情境二

　　乘务员随即向机长报告乘客病情和医生建议，机长立即决策前往最近的长沙机场备降。经多方协调，航班于22时07分顺利抵达长沙机场。当飞机停稳、舱门开启时，急救人员第一时间上机，顺利接运旅客并送往医院进一步治疗。目前，乘客已脱离生命危险。

　　随着我国经济水平的不断提高以及航空业的不断发展，民众乘坐飞机的次数也日渐频繁，但在行程中自身疾病发作或者意外伤害的发生严重威胁着人们的身心健康，而空乘人员应急救护意识薄弱、所掌握的应急救护知识和技能相对有限，无法及时有效应对各类频发的紧急救护，因此，加大客舱志愿服务队伍建设与管理，积极鼓励更多的专业医务人员加入客舱救护志愿组织十分重要。专业医务人员的加入应着眼于提高志愿者队伍的整体能力与素质，需做好以下几点：

1.与当地医学院校或医院建立培训机制

邀请更多医学生、医学类教师、医护人员等针对空乘人员开展应急救护培训小课堂。同时，空乘人员收集客舱及机场发生的紧急事件并装订成案例集，与这些有医学背景的老师共同商讨正确的应急处置措施。

2.加强客舱救护师资队伍建设

加大救护师资队伍建设力度，动员更多有爱心、有深厚医学背景、有丰富教学经验的人才担任客舱救护志愿组织培训教员，不断壮大客舱救护师资队伍。鼓励教员创新客舱应急救护的教学方法，使教学形式更加多样，教学内容更贴近实际。

3.强化客舱救护志愿队伍的管理和培训

不断吸纳对客舱救护有兴趣的专业医务人员加入志愿组织，同时健全志愿者培训档案，规范志愿者注册管理。此外，培训过程中充分利用网络化的信息资源，将国内外优秀的应急救护资源、典型的客舱应急救护案例等引入课堂，并通过阶段性的考核和成果展示、情境演练等定期回顾和总结，不断提升志愿者专业能力和服务质量。

4.加快客舱应急救护培训标准化、规范化建设

医学专业授课教员应充分考虑空乘人员对应急知识与技能的需求，不断优化培训课程设置，丰富培训内容，满足客舱应急救护受训需要，适应教学与自学、线上与线下、集中与分散等培训需求。

5.加大客舱救护知识的宣教力度

航空公司应联合有医学背景的教员积极探索且有效利用"互联网+""虚拟现实"等技术，创新情境教学和实操测试模式，更好地提高应急救护培训的普及性和生动性。此外，鼓励医学背景的教员根据教学内容制作更为丰富、活泼、多样的宣传资料，使轻松学习应急救护知识的同时，通过视频、动画展示等掌握应急救护技能，创新客舱应急救护的健康宣教模式。

任务活动 2　呼吁专业医务人员加入客舱救护志愿组织

任务准备

1.全班同学分成若干个小组（5~6人一组），各小组选拔组长一名，并选取团队名称（表9.4）。

表 9.4　学生分组信息表

班级		组号		指导老师	
组长		学号			
组员	姓名	学号	姓名	学号	

2. 复习医务人员加入客舱救护志愿组织的重要性。

3. 各组成员分工，搜集专业医务人员参与客舱应急救护的案例。各小组将案例资料进行分析，最后形成 PPT 文档。

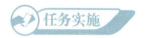 任务实施

1. 分享交流

各小组轮流展示本组人员收集专业医务人员参与客舱应急救护的案例 PPT。每组选 1~2 名同学代表对 PPT 进行讲解，阐述专业医务人员参与客舱急救的重要性及呼吁他们积极参与的方法措施等。

2. 问题讨论

（1）为什么要呼吁专业医务人员参与客舱急救？

（2）谈谈如何发展更多的专业医务人员加入客舱急救志愿组织?

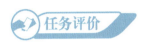

任务评价主要是从同学们的学习态度、资料准备情况，各小组成员沟通协作、成果展示汇报等几个方面进行评价，详细内容见表9.5。

表9.5 《呼吁专业医务人员加入客舱救护志愿组织》工作任务评价表

姓名	学号			分值	自评得分
评价项目	评定标准				
学习态度	学习态度认真，积极主动，方法多样			10	
职业素养	热爱空中乘务工作，体现较强的敬业精神，有较强的服务理念和服务意识，有良好的职业习惯			10	
协调能力	小组成员、同学之间能合作交流，协调工作			10	
专业医务人员参与客舱救护	能正确口述专业医护人员参与客舱救护的重要性			20	
客舱救护志愿组织	能简单口述吸引更多专业医务人员参与客舱救护志愿组织的方法			20	
工作完整	案例收集及展示完整，能按时完成任务			15	
要领掌握	项目知识点理解正确			15	
合计				100	
综合评价	小组自评（20%）	小组互评（30%）	教师评价（50%）	综合得分	

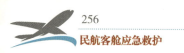

任务三　呼吁抓紧完善紧急救助相关法律法规

任务导读

某日上午，沈阳康平县某小区门口的药店来了一位70岁左右的老太太，因胸闷气短前来开药。店主孙某拿出血压计，然而在测量过程中老太太突然倒地，呼吸、心跳暂停。孙某立即拨打120，并开始为她做心肺复苏。却不料，这次抢救却给孙某带来一场官司。

情境一

同年10月，孙某被老太太告上法院，原因是老太太认为自己在药店吃了一颗孙某给她的药丸后晕倒，且孙某给自己做心肺复苏造成12根肋骨骨折，要求孙某赔偿住院费用近万元和伤残赔偿金。

情境二

为处理此案，当地法院先后委托多家鉴定机构进行鉴定，但是鉴定机构均认为超出鉴定能力，不予鉴定。一年多后，法院选取沈阳市中级人民法院数据库中的医疗专家进行咨询，专家召开听证会并对双方当事人进行询问，结论认为，原告服用硝酸甘油药品与心脏骤停无必然因果关系，被告孙某在给原告实施心肺复苏的过程中不违反诊疗规范，不应承担抢救过错。事发两年多后，法院决定驳回原告的诉讼请求。

《中华人民共和国民法典》规定"因自愿实施紧急救助行为造成受助人损害的，救助人不承担民事责任"。这条规定赋予了救助者因施救行为导致的民事责任的豁免权，为救助行为人实施救助行为解决后顾之忧，因此被公众亲切地称为"好人法"。"好人法"设置的主要目的是通过对救助者的免责以保护救助者的合法权益，鼓励人们参与积极救助行为，弘扬社会助人为乐的风气，确保法治社会的良法善治。尽管我国尚处于起步阶段的"好人法"被一些现实困境制约着，但随着时间的推移，"好人法"相关法律以及解释也将不断完善和更新，具体可从以下三方面着手。

1. 健全完善"好人法"的法律法规

尽管上至中央下至地方都颁布了相关法律法规保护见义勇为者的权益，但各个省市自己的标准不一，保护的力度也不尽相同，导致部分见义勇为者的合法权益得不到有效保护。因此，需抓紧制定全国性的"救助法典"，加以量化、细化、具体化，减少操作时的难度和争议。同时保留地方性立法，修改与国家立法冲突的部分，补充实施细节，细化具体规则，可结合每个地区的实际情况，以国家性立法为总领，地方性立法作为补充，给予救助行为人最大的法律保障，让他们在实施救助行为时有法可依，无后顾之忧。

2. 制定相关免责条款

当今社会"防人之心不可无"的思想仍然存在，陌生人之间还是存在很大程度上的防范心理，"扶不扶""救不救"等社会现象引发了社会热议，因此部分公众因缺乏医学知识选择"多一事不如少一事"。甚至有媒体报道个别医护工作者在参与紧急现场救护过程中，担心被救助人损害加重而不实施救援；取得紧急救护资格的非医务工作者，遇到紧急现场救护担心被救助人的损害加重而不实施救援。为倡导更多的医护工作者和取得紧急救护资格的非医务工作者参与到紧急救护工作中来，应适当给予善意救助人的豁免权。因此制定相关免责条款，规范善意救助行为的免责范围，有效消除善意救助者的顾虑。

3. 健全和完善紧急救助奖励和权益保护机制

我国应尽快健全和完善紧急救助奖励和保护机制：一是尽快完善认定机制，例如将紧急救助行为纳入见义勇为机制，进一步明确其认定范围程序；二是完善奖励机制和抚恤机制，应针对救助过程中救助人受到的损害进行社会保障，主要涵盖入院治疗费用以及出院后续治疗、复建等费用。同时应设立对救助人的持续性社会抚恤，让救助者感受到社会关怀，让救助行为得到公众的赞许与支持。急危救助的行为除了需要道德层面的肯定，还需立法及相关司法妥善解决好紧急救助的认定及各方利益的平衡，更需要构建科学合理的紧急救助法律保护体系，只有这样，更多善意的救助者才会涌现，见义勇为的社会风气才会更盛行。

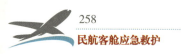

任务活动 3　呼吁抓紧完善紧急救助相关法律法规

任务准备

1. 全班同学分成若干个小组（5~6 人一组），各小组选拔组长一名，并选取团队名称（表 9.6）。

表 9.6　学生分组信息表

班级		组号		指导老师	
组长		学号			
组员	姓名	学号	姓名	学号	

2. 复习《中华人民共和国民法典》相关规定，并阐述此规定出台的意义。

3. 各组成员分工搜集与紧急救助相关的法律法规资料及案例，讨论目前我国 "好人法" 实施的困境。

任务实施

1. 分享交流

各小组将轮流展示本组搜集的紧急救助有关的法律法规和案例，可采用演说、PPT、视频、情境表演、海报等形式。每组选 1~2 名同学代表进行讲解，总结我国 "好人法" 的重要性及其进一步完善的措施。

2. 问题讨论

（1）《中华人民共和国民法典》相关规定对紧急救助行为有何意义？

（2）如何继续完善我国的"好人法"？

任务评价

任务评价主要是从同学们的学习态度、资料准备情况，各小组成员沟通协作、成果展示汇报等几个方面进行评价，详细内容见表 9.7。

表 9.7　《呼吁抓紧完善紧急救助相关法律法规》工作任务评价表

姓名		学号		分值	自评得分
评价项目	评定标准				
学习态度	学习态度认真，积极主动，方法多样			10	
职业素养	热爱空中乘务工作，体现较强的敬业精神，有较强的服务理念和服务意识，有良好的职业习惯			10	

续表

姓名		学号		分值	自评得分
评价项目	评定标准			分值	自评得分
协调能力	与小组成员、同学之间能合作交流，协调工作			10	
"好人法"的意义	能正确口述《中华人民共和国民法典》第一百八十四条规定			20	
客舱救护志愿组织	能简单口述吸引更多专业医务人员参与客舱救护志愿组织的方法			20	
工作完整	案例收集及展示完整，能按时完成任务			15	
要领掌握	项目知识点理解正确			15	
合计				100	
综合评价	小组自评（20%）	小组互评（30%）	教师评价（50%）	综合得分	

任务四　呼吁加强客舱及机场自动体外除颤器配备

任务导读

2014年6月5日上午，海南美兰国际机场股份有限公司和深圳迈瑞生物医疗电子股份有限公司在美兰机场出发大厅举行了"自动体外除颤仪公共化配备启用仪式"。从此，10台AED急救设备在美兰机场正式启用，这标志着美兰机场成为全国第二个配备AED的民用国际机场，同时也是海南省第一个普及AED的公共场所。配置才刚半年的AED就挽救了一个鲜活的生命。

同年11月25日上午，一名34岁的男子刚下出租车准备前往美兰机场出发航站楼时，突发心脏骤停，猝然倒地。值班人员发现后立刻拨打120，并上报情况，取来AED。机场工作人员对其进行心肺复苏后随即使用AED。经两次除颤后，患者意识恢复，心跳呼吸恢复。随即120抵达将患者送至医院进行后续治疗。

《健康中国行动（2019—2030年）》提出，"在学校、机关、企事业单位、机场等人员密集场所配备急救药品、器材和设施，配备AED。"2021年12月，国家卫健委印发《公共场所自动体外除颤器配置指南（试行）》，要求各地根据院外心脏骤停发生率、人口数量及密度、辖区面积、公共场所数量及类别等因素，对公共场所自动体外除颤器配置进行科学规划。

一、我国客舱及民用机场 AED 的安置现状

《公共场所自动体外除颤器配置指南（试行）》提出，配置AED应按照科学规划、注重实效的原则，优先保障重点公共场所，加大配置密度。其中，优先在人口流动量大、意外发生率高、环境相对封闭或发生意外后短时间内无法获得院前医疗急救服务的公共场所配置自动体外除颤器。客舱及民用机场具有人口密度大、心源性猝死高发、人口流动量大、地方医疗救援力量难以到达等特点，被认为是"三高一难"（高密度、

高风险、高效益、难到达）的地区，因此在许多国家和地区都被认为是 AED 布置的重要区域。根据中国民用机场协会医疗救护专业委员会统计的数据，2016、2017、2018 年我国机场范围内突发心脏骤停率依次为千万旅客吞吐量 1.30、1.42、1.57 例，呈逐年上升趋势，然而复苏成功率依次为 0、0.16%、2.5%，远远低于 AED 普及率高的欧美国家。

自 2006 年首都机场率先在候机楼安置 AED 以来，国内陆陆续续有多家机场在航站楼安置了 AED。截至 2022 年 12 月，首都机场 3 个航站楼共安装 AED 69 台，大兴国际机场安装 AED 40 台。但目前国内机场 AED 数量增长缓慢，覆盖率远远低于美国、日本等国家，AED 配置场所的优化程度及人口覆盖率还需进一步加强。因此应进一步完善客舱及民用机场 AED 的配置，并加强心肺复苏和 AED 使用的培训，提升自救互救水平。按照《中国 AED 布局与投放专家共识》（后简称"共识"），关于客舱及民用机场 AED 设备的投放要求及规范有：每架客机应至少配置 1 台 AED；常见配置位置有"机场、地铁站、高铁站、火车站等大厅问询处、监控室、售票处、医务站、安检（检票口）旁"。共识说明了"运输工具如安装 AED，应满足相应的行业标准，如飞机上配置 AED，应支持飞机运转标准"。此外，共识建议"AED 的管理纳入当地卫生主管部门或专业医疗学会的一项常规工作，每年定期对 AED 的使用及维护情况进行收集及总结"。

二、加强客舱及民用机场 AED 的使用

我国客舱及民用航空 AED 除配置率低外，还存在使用率较低的情况。许多旅客及机场工作人员对 AED 的设置位置和使用方法并不知晓，因此提高 AED 的使用率十分重要。

（一）加强对机场 AED 的规范化管理

《中国民用机场航站楼自动体外除颤器设置管理规范》规定了中国民用机场（以下简称机场）航站楼设置自动体外除颤器的基本原则、设置要求、标志标识及管理标准。各民用机场应根据此管理规范加强 AED 设备的使用和维护（表 9.8），例如制定自动体外除颤器管理、使用及保养制度；指定专人负责 AED 的保养和维护；建立 AED

使用和维保台账；及时更换和补充电池、电极片和外置箱内的人工呼吸保护屏障、医用橡胶手套、医用垃圾袋、心肺复苏指南等物品，使其保持随时可用的工作状态。

（二）客舱及机场 AED 的使用建议

由于对 AED 的使用重视程度不够，且使用方法知晓率较低，建议民用机场从实际使用角度出发开展 AED 的使用培训，加强急救知识的普及力度。

（1）客舱及机场放置的 AED 位置应依法向社会公众公开，并提供社会非营利性急救 APP 等网络定位查询。同时，客舱及机场安放的 AED 应无偿供公众在紧急情况下规范使用。

（2）机场 AED 设备应该写明适用症，同时配备小视频教学，反复播放，使旅客在候机、休息等时能了解 AED 的使用方法，以备不时之需。

（3）航空公司应制作 PCR、AED 使用等相关的急救短片，要求简短明了、生动有趣，不仅在机场和飞机上的多媒体设备进行播放，还可用自媒体、公众号、视频号等进行宣传。

（4）机场安置 AED 位置的附近应确保每班次工作人员中有人参加过急救知识学习，尤其是心肺复苏和 AED 使用的培训，并取得了相应合格证。此类人员应定期参加复训使合格证持续有效，确保紧急状况时能及时正确地使用 AED。

（5）客舱及机场放置的 AED 属于公益性急救设施，任何组织和个人不得非法占有和损坏。客舱及机场区域发生的心脏骤停急救属自愿实施紧急救助行为，应依据《中华人民共和国民法典》相关规定，"因自愿实施紧急救助行为造成受助人损害的，救助人不承担民事责任"。

表 9.8　AED 设备日常管护巡检表

XX 机场 AED 设备日常管护巡检表

年　月　（第　周）

序号	检查时间	存放位置	设备编号	装置是否清洁、未受损害、没有过度的破损	装置外壳是否出现裂缝或者外壳内是否有部件发生松动	确认电极连接到装置并且密封在包装袋中	是否所有的电缆都没有裂缝、剪断或者暴露、金属丝发生断裂等	打开再关上装置并目确认出现绿色对号，表示装置可以投入使用	电池是否在有效期之内	宣传栏	开机检查	更换记录	其他说明	检查人
举例	日期时间	位置	设备编号	√/×	√/×	√/×	√/×	√/×	√/×	完好/缺损				
1														
2														
3														
4														
5														
6														
7														
8														
9														
10														

第　页

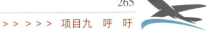

任务活动 4　呼吁加强客舱及机场自动体外除颤器配备

任务准备

1.全班同学分成若干个小组（5~6 人一组），各小组选拔组长一名，并选取团队名称（表9.9）。

表 9.9　学生分组信息表

班级		组号		指导老师	
组长		学号			
组员	姓名	学号	姓名	学号	

2.复习客舱及民用机场的 AED 普及配备的重要性。

3.查阅《中国民用机场航站楼自动体外除颤器设置管理规范》《公共场所自动体外除颤器配置及管理技术指南（征求意见稿）》等文件，总结 AED 配置的相关要求。

4.各组成员分工，搜集客舱或机场 AED 使用的案例。各小组将搜集的案例资料结合 AED 在客舱及机场的普及推广方式进行分析，最后小组以口头汇报、图片、PPT 或视频等形式进行展示。

任务实施

1.分享交流

各小组轮流展示本组人员搜集的案例及相关资料。每组选 1~2 名同学代表对本组的成果进行展示与汇报，总结客舱及民用机场 AED 设配普及配备的重要性，提出 AED

推广使用的建议。

2. 问题讨论

（1）为什么要普及客舱及民用机场 AED 设备?

（2）客舱及机场 AED 设备使用应注意哪些方面?

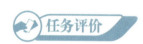

任务评价主要是从同学们的学习态度、资料准备情况，各小组成员沟通协作、成果展示汇报等几个方面进行评价，详细内容见表 9.10。

表 9.10 《呼吁加强客舱及机场自动体外除颤器配备》工作任务评价表

姓名		学号		分值	自评得分
评价项目	评定标准				
学习态度	学习态度认真，积极主动，方法多样			10	

续表

姓名		学号		分值	自评得分
评价项目	评定标准				
职业素养	热爱空中乘务工作，体现较强的敬业精神，有较强的服务理念和服务意识，有良好的职业习惯			10	
协调能力	与小组成员、同学之间能合作交流，协调工作			10	
客舱及机场AED设备配置	能正确口述客舱及机场 AED 设备配置的原因及重要性			20	
客舱及机场AED的使用建议	能正确简述客舱及机场 AED 使用时的注意事项			20	
工作完整	案例收集及展示汇报完整，能按时完成任务			15	
要领掌握	项目知识点理解正确			15	
合计				100	
综合评价	小组自评（20%）	小组互评（30%）	教师评价（50%）	综合得分	

主要参考文献

［1］安力彬，陆虹 . 妇产科护理学［M］.6 版 . 北京：人民卫生出版社，2017.

［2］丁文龙，刘学政 . 系统解剖学［M］.9 版 . 北京：人民卫生出版社，2018.

［3］何蔓莉，陈淑英 . 航空卫生保健与急救［M］. 北京：清华大学出版社，2019.

［4］贺道远，宋经保 . 运动健身理论与方法［M］. 武汉：武汉大学出版社，2018.

［5］姜世中 . 气象学与气候学［M］.2 版 . 北京：科学出版社，2020.

［6］李继承，曾园山 . 组织学与胚胎学［M］.9 版 . 北京：人民卫生出版社，2018.

［7］李兰娟，任红 . 传染病学［M］.9 版 . 北京：人民卫生出版社，2018.

［8］李乐之，路潜 . 外科护理学［M］.6 版 . 北京：人民卫生出版社，2017.

［9］刘英 . 民航机上急救手册［M］. 北京：化学工业出版社，2022.

［10］沈铿，马丁 . 妇产科学［M］.3 版 . 北京：人民卫生出版社，2015.

［11］万学红，卢雪峰 . 诊断学［M］.9 版 . 北京：人民卫生出版社，2018.

［12］汪武芽，黄华 . 民航客舱救护［M］. 北京：北京理工大学出版社，2021.

［13］王庭槐 . 生理学［M］.9 版 . 北京：人民卫生出版社，2018.

［14］杨超，霍连才 . 民航乘务员急救教程［M］. 北京：清华大学出版社，2021.

［15］尤黎明，吴瑛 . 内科护理学［M］.7 版 . 北京：人民卫生出版社，2022.

［16］中国民用航空局职业技能鉴定指导中心 . 民航乘务员（2020 年版）［M］. 北京：中国民航出版社，2020.

［17］Greif R，Lockey A，Breckwoldt J，et al. European Resuscitation Council Guidelines 2021: Education for resuscitation［J］. Resuscitation，2021.

［18］Björkström NK，Strunz B，Ljunggren HG. Natural killer cells in antiviral immunity［J］. Nature Reviews Immunolgy， 2022.

［19］Yuan W，Yao Y. The Research and Strategy Analysis of Public Health Emergency in Civil Aviation［J］. International Journal of Frontiers in Sociology， 2022.

［20］高甜，刘思佳，孙田静，等．航空医疗救援在院前急救中的现状与进展［J］.创伤外科杂志，2021.

［21］马骁，邓燕，王艳芳，等．原发性痛经的自我管理建议和主要补充替代疗法的作用机制［J］.中国实用妇科与产科杂志，2022.

［22］田剑清．我国机场公共区域自动体外除颤器安置情况调查及建议［J］.民航管理，2020.

［23］王娜娜，王琦，刘米娜，等．新型冠状病毒肺炎（NCP）社会综合防治简报:WHO应对重大传染病防治指南证据［J］.医学新知，2020.

［24］熊勇超，张晓华，赵建忠．国内外公众红十字应急救护培训课程体系对比研究［J］.中国公共卫生管理，2021.

［25］韩春茂，王新刚．《国际烧伤协会烧伤救治实践指南》2018版解读［J］.中华烧伤杂志，2021.

［26］中国医师协会急诊医师分会，中国高血压联盟，北京高血压防治协会．中国急诊高血压诊疗专家共识（2017修订版）［J］.中国实用内科杂志，2018.

［27］中华医学会，中华医学杂志社，中华医学会全科医学分会，等．高血压基层诊疗指南（2019年）［J］.中华全科医师杂志，2019.

［28］中华医学会烧伤外科学分会，中国医师协会烧伤科医师分会，《中华烧伤杂志》编辑委员会，等．中国烧伤患者住院收治标准（2018版）［J］.中华烧伤杂志，2018.

自测题及答案